これさえあれば 自信をもって 心カテ室に入れる

心臓カテーテル の ギモン104

CAG・PCI・デバイス・
声かけ・止血・急変対応…
ほんとに知りたい&伝えたいことだけ
集めました

[編著]
中村康雄 医療法人社団正心会岡本石井病院
看護部心臓カテーテル室 看護師長

野崎暢仁 医療法人新生会総合病院
高の原中央病院 臨床工学ぎ…

MC メディカ出版

「業務ができるだけ」からの脱却！
"心カテ"を理解する！

　「とりあえず"心カテ"の本ない？（お金払うんだから、できるだけ簡単なやつね！）」、「心臓カテーテル室に配属された！ わあぉ！」、「ずっと心カテ室やってるけど、なんかいまいちわからない……」、「質問されるけど実はこっちもよくわからんて……」なんて人には、どんな本がいいんだろうか……と、野崎さんと編集さんと相談してできたのがこの本のコンセプトでした。

　本書を企画するにあたって、約180人の看護師らにアンケートにご協力いただきました。その回答で明らかになったように、「病棟兼務」だったり、「救急の患者さんだけはするけれど、ほかではしない」、「専属配置だけど症例数がそんなにない」だったりで、「症例数をこなして覚えることが難しい」という実態がわかりました。また、国内の環境として、「経皮的冠動脈インターベンション（PCI）をできる施設が増えた」ことや、「適応がより慎重に確認されるようになった」といった理由などにより、症例数が減ってきていることもあり、"数をこなす"ということは難しくなってきていると思います。

　このような環境のなか、心臓カテーテル治療・検査のことを覚えるというのはなかなか大変であり、「業務を覚えることはマニュアルでできても、深く知ってよりよい看護に結びつけるということが難しいのではないか」と考えました。ですので、「業務中心の心カテ室勤務になってしまったら、きっとつまらないだろうな〜」とも思いました。そこで、この本は、あまり心カテ室に入らないような看護師さんや、「ちょっとまだよくわからないな……」というような方々を対象に、「さらっと読んで必

要なときに必要なことを解決してもらえる」ような本にしました。ですので、内容としては本当に「エッセンスを詰め込んだら、こうなりました」、「実際の現場で遭遇する疑問が、かゆいところに手が届くようにわかる」というような本になったと思います。

　さて、病院という場所は、「直接にはかかわりがなくても、いろんな職種がいないと成り立たない場所」であるというのはいうまでもありません。例えば、看護師が（施設によっては多少の差はあるかもしれませんが）患者さんの会計にかかわる作業まですべて行うとなると、本来の看護師としての仕事は疎かになってしまうでしょう。いろいろな専門職があり、それぞれが担うことによって、より患者さんのために自分の専門性を発揮することができると思います。

　心カテ室では、さまざまな職種の方々が一緒になって働きます。ですので、「多職種との協働」ということを実感することができる環境です。誰か一人欠けてもうまく手技がまわらず、患者さんに迷惑をかけるということが実感できます。また、ほかの職種への尊敬も生まれる非常に貴重な現場であるとも思います。そんな心カテ室にかかわれるのは、ほんとうはとってもとっても患者さんのためになることだと思っています。自分も管理職になりましたが、とにかく心カテ室の看護や勉強は、急変や予期せぬ出来事などもありますが、「奥深く、ときに面白くて楽しいもの」ですし、「自分たちで作っていくもの」ということを伝えていきたいと思っています。

　最後になりましたが、このような難しい主旨を理解して快くご執筆いただいた著者の先生方、また野崎暢仁先生、メディカ出版の編集担当の皆さんに感謝申し上げます。

　心カテ室にかかわる皆さまのお役に立てる本になっていると、うれしいです！

2023年1月　　　　　　　　　　　　　　　　　　　中村康雄

日ごろの疑問を解決して、
"心カテ"を好きになるために

「心カテって怖い」そんなことをよく聞きます。

"心カテ"は何をしているのかわからない。だから、「心カテが怖い」ってなってしまうのではないでしょうか?

心カテは侵襲的に心臓を検査・治療するもので、合併症や急変が万一起きれば、重篤な状況になりかねません。しかし、それは理由なく起こることはありません。必ず理由があります。そして、「なぜそうなるのか?」を知っていれば、合併症や急変を予測することができ、素早い対応ができるようになり、患者さんを救うことにつながります。

心カテでは、複数の職種で一つのチームを作って取り組みます。それぞれの職種には、それぞれに得意分野があります。その得意分野を生かし、チームで一つの目標に向かって取り組みます。「誰かが何かをするだろう」ではなく、看護師さん、あるいは臨床工学技士さんがこれをしてくれるから、「私にはこれを任せて!」と言える。これをお互いに理解し合うことによって、患者さんの治療の安全・成功が守られるのです。心カテ室にはさまざまな視点があります。一人で行うものではありません。それだけに、すべてを知っている、あるいはすべてをできる必要はないのです。チームで一つの医療を提供できれば、患者さんに安全・安心を届けられるのです。

今回、この本には皆さんから寄せられたたくさんの疑問に、たくさんのスペシャリストが答えてくれています。

一人の疑問は多くの人にとっても疑問なんだと、今回この企画を通してあらためて感じることができました。日ごろの疑問を解決することに

よって、少しでも多くのことを知って、チームのメンバーとして自分の得意分野のチカラを発揮することができれば、きっと心カテが好きになるでしょう。

この企画は、心カテの現場に看護師として長期にわたり携わっておられる中村康雄先生が「ぜひやりたい！」と考えられた企画です。現場のニーズにピッタリの企画だと思い、参加させていただきました。出版にあたり、私が尊敬する中村先生をはじめ、執筆いただいた諸先生方や仲間たち、そしてメディカ出版の方々に心より感謝申し上げます。

この本によって、一人でも多くの方に心カテが好きになっていただけるお手伝いができれば、とてもうれしく思います。手に取っていただき、ありがとうございます。

2023年1月　　　　　　　　　　　　　　　　　野崎暢仁

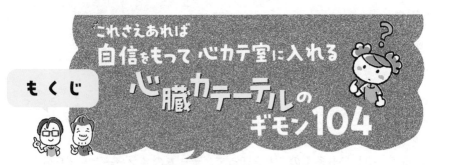

もくじ

これさえあれば
自信をもって心カテ室に入れる
心臓カテーテルのギモン104

1章 緊急カテのギモン！

2章 待機（予定）カテのギモン！

3章 特殊なカテのギモン！

4章 補助循環のギモン！

5章 患者・家族からのギモン！

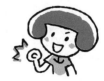

心臓カテーテル室でよく聞く用語集

よく聞く用語（言葉）	意味／用例
英 数	
3連（コック）	造影剤、ヘパリン加生理食塩液（ヘパ生）、圧ラインがつながる、3連続の3方活栓。【用例】「3連でいいよー」
エー・シー・エス **ACS**	急性冠症候群（acute coronary syndrome）、急性心筋梗塞や不安定狭心症など、急性期の冠動脈病変が原因である病態の総称。【用例】「5分後にACSが来ます」
エー・シー・ティー **ACT**	活性凝固時間（activated clotting time）。血液が凝固するまでの時間のこと。心臓カテーテル検査・治療中は抗凝固薬を投与し、凝固時間を延長させます。【用例】「先生！ ヘパ入れて1時間なので、そろそろACTを！」
シー・エル・アイ **CLI**	重症（下）肢虚血（critical limb ischemia）、重症虚血肢。【用例】「CLIなので、治療します」
シー・ティー・オー **CTO**	慢性完全閉塞（chronic total occlusion）。【用例】「CTOなので長時間になりますが、治療を成功させたいのでがんばりましょう」
シー **Cアーム**	アンギオ装置のフラットパネルが付いているCの部分のこと。検査を始めるときに、Cアームを定位置に入れる必要があります。【用例】「Cアーム入れて」
ダプト **DAPT**	2剤併用抗血小板療法（dual anti-platelet therapy）のこと。ステント留置後ステント内血栓症の予防のため一定期間内服することが勧められています。【用例】「DAPTは、一定期間の内服が勧められています」
ディー・シー・エー **DCA**	方向性冠動脈粥腫切除術（directional coronary atherectomy）。偏心性のプラークを削りとる治療のこと。【用例】「DCAで削ります！」
ディー・シー・ビー **DCB**	薬剤コーティングバルーン（drug coated balloon）。風船に薬剤がコーティングされているバルーンのこと。再狭窄予防のために病変部でバルーンを拡張させ、薬剤を塗布します。【用例】「今日はステント入れずに、DCBで終わっとこうかー」
ディー・エス・エー **DSA**	デジタルサブトラクション血管造影撮影法（digital subtraction angiography〔デジタルサブトラクション・アンジオグラフィ〕）のこと。造影された血管を強調した画像が得られます。動いている物体があれば画像がぶれて撮影ができないので、腹部では息止めが必要です。動いている心臓には使えません。【用例】「DSAだから、足などの撮影は動かないように」
イー・ブイ・ティー **EVT**	血管内治療（endovascular treatment）。末梢血管に対する治療のこと。【用例】「今日はEVTが2件です」

よく聞く用語（言葉）	意味／用例
アイ・アイ **I.I.**	イメージインテンシファイア（image intensifier）装置。昔の血管撮影装置（アンギオ装置）では、放射線を照射する部分のこと。現在は、フラットパネルになっています。昔の名残で、いまだにI.I.と呼ぶことがあります。【用例】「I.I.から離れて！」
アイ・エス・アール **ISR**	ステント内再狭窄（in-stent restenosis）。ステント内が再狭窄していること。【用例】「ISRだったらPCIします」
アイバス **IVUS**	血管内エコー法（intravascular ultrasound）。血管内超音波検査のこと。【用例】「IVUSでは、血管径や病変長だけでなく、プラークの性状なども観察して」
エル・エー・ディー **LAD**	左前下行枝（left anterior descending artery〔レフト・アンテリーオール・ディセンディング・アーテリー〕）。【用例】「LAD、詰まってるな」
エル・エム **LM**	左冠動脈主幹部（left main coronary trunk；LMT）の略称。#5 左冠動脈の根本。重要なところ。【用例】「LMだし、モニターに注意して！」
オー・エム **OM**	鈍角枝、鈍縁枝（obtuse marginal〔OM〕branch）。AHA分類#12の左回旋枝。左室の表面を走行している実は大切な枝のこと。【用例】「OMから11番にかけてな」
パフ **PAF**	発作性心房細動（paroxysmal atrial fibrillation）。【用例】「PAF、起きたな」
ピー・シー・アイ **PCI**	経皮的冠動脈インターベンション（percutaneous coronary intervention；PCI）。経皮的冠動脈形成術のこと。【用例】「PCIしまーす！」
ピー・シー・ピー・エス **PCPS**	経皮的心肺補助法（percutaneous cardiopulmonary support）。右房に挿入された脱血管から脱血し、人工肺によって酸素化された血液を鼠径部の送血管より送血する心肺補助システムのこと。【用例】「PCPS、入れよう！」
ピー・ピー・アイ **PPI**	経皮的末梢血管形成術（percutaneous peripheral intervention；PPI）。【用例】「PPIの物品、確認しといてよ」
ピー・ティー・シー・エー **PTCA**	経皮的冠動脈形成術（percutaneous transluminal catheter angioplasty；PTCA）の旧称。主に風船治療だけの時代に使っていました。【用例】「風船治療だけのときは、PTCAだったよ」
ワイ **Yコネ**	Yコネクター。ガイディングカテーテルの後ろにつけるもの。デバイスを出し入れする弁のこと。【用例】「Yコネは、デバイスを出し入れする弁のことね」
あ 行	
赤黒（コード）	テンポラリーペースメーカのカテーテルと本体をつなぐ、延長コードのこと。赤と黒の電線が1本になっているコードをよく使っていたので、そう呼ばれます。ワニ口とも呼ばれることがあります。【用例】「赤黒、出して！」

よく聞く用語（言葉）	意味／用例
頭はこちら	カテーテル台の太いほうを頭にして、寝転ぼうとする患者さんへの声かけ。患者さんはよくカテ台の太いほうが頭だと思い寝転ぼうとします。カテ台は狭いので、転落事故に十分気をつけて、細やかな誘導を行いましょう。【用例】「○○さん、頭はこちらですよー」
アドホック	冠動脈造影に引き続き、同日中にPCIを行うこと（ad hoc）。【用例】「今日はアドホック予定です」
穴あき	穴あきドレープのこと。穿刺部変更や追加などで必要になることが多いです。【用例】「穴あき出して！」
アンテ	アンテグレード（antegrade）、アンテグレードアプローチの略。順行性、つまり血流と同方向のことです。慢性完全閉塞（CTO）の際にガイドワイヤーを順行性で挿入していくか、レトログレード（逆行性）で挿入していくかが検討されます。【用例】「アンテから行くわ」
閾値	テンポラリーペースメーカなどで、ペースメーカが心臓を補助することができるかどうかテストすること。【用例】「赤黒つないだし、閾値を見ておいて」
インサーター	ガイドワイヤーをYコネクター越しに挿入するための金属の筒。ガイドワイヤー挿入用コネクタ。【用例】「インサーターがYコネに入っていると観血血圧が低く見えるけど、本当は血圧は下がっていないよ」
インジェクター	造影剤注入器。スイッチを用いて設定された量の造影剤を注入する装置のこと。【用例】「先生、インジェクターを使いますか？」
インデフ	インデフレター（indeflator）。インフレーション・デバイスともいう。風船などに一定の圧をかけて、膨らます道具のこと。【用例】「インデフ、出して」
インペラ	Impella補助循環用ポンプカテーテル。経皮的補助人工心臓のこと。左室に小型ポンプのついたカテーテルを留置し、吸入部から血液を吸い込み、その血液を大動脈内へ送り出すことで循環を補助するもの。【用例】「インペラも使うよ」
ウェッジ	カテーテルが血管にすっぽりと入り込み、血流がなくなっている状態。【用例】「ウェッジしているから、バイタルに気をつけてな」
裏パン	足裏パンクチャー。膝窩動脈穿刺のこと。【用例】「裏パンします！」
エアーインジェクション	空気誤注入（air injection）。造影剤注入の際にエアーを誤って注入すること。【用例】「エアー、入ってしまった」
エンゲージ	カテーテルを冠動脈に挿入すること（engage）。【用例】「エンゲージのとき、ウェッジに気をつけて」

よく聞く用語（言葉）	意味／用例
エンボリ	エンボリズム（embolism）。塞栓のこと。エアーエンボリ（空気塞栓）とも。【用例】「末梢に血栓がエンボリしたな」
オス-オス （オス-メス）	耐圧チューブのこと。観血血圧のモニタリングや造影剤注入、インデフレーターなど、高圧がかかる部分の延長ラインに使います。長さがさまざまで、10cm程度のものや30cm程度のものがあります。【用例】「オス-メスのは見分けにくいので、注意して」
か 行	
ガイディング	ガイディングカテーテル（guiding caterter）。経皮的冠動脈インターベンション（PCI）に使うカテーテルのこと。【用例】「ガイディングは7Frでいく！」
カウダール	尾側（caudal）。コウダール。Cアームを患者尾側に振ること。【用例】「カウダールに振って」
カクテル	ロータブレーター®を使用する際に用いられる、冷却、血管拡張のために使う水のこと。カクテル（cocktail）の組成は、施設によって異なります。ローターカクテルとも呼ばれることがあります。【用例】「ローターするから、カクテル作って！」
カルク	石灰化（calcification）。【用例】「カルクきついなー、削ろうかー」
吸引	血栓吸引を行うこと。血栓吸引カテーテル。【用例】「ACSだし、吸引しときましょうか」
クーパー	クーパー剪刀（せんとう）。外科手術でドレープや組織を切るためのハサミ。【用例】「クーパー、取って」
クラニオ	頭側（cranial）。クラニアール。Cアームを患者頭側に振ること。【用例】「クラニオに振って」→「お顔元に機械が来ますよー」
コアキシャル	同軸（coaxial）。カテーテルを冠動脈に対して同じ方向に向けること。【用例】「カテがコアキシャルに入ってる」
コーヌス	コーヌスブランチ（conus branch）。右冠動脈から派出する側枝。右室流出路付近を栄養しています。【用例】「コーヌスは右冠動脈から派出しているよ」
コラテ	側副血行路（collateral branch〔コラテラール・ブランチ〕）のこと。冠動脈閉塞をしたときに心筋虚血部位の血流を補うため、その部分に対して近くに流れている血管から伸びてくる"助け船"の血管のこと。【用例】「コラテは心筋虚血の部位を助けているよ」
コロナリー	冠動脈（coronary）。【用例】「コロナリー、映しとく？」

よく聞く用語（言葉）	意味／用例

さ 行

サーカム	左回旋枝のこと。レフト・サーカムフレックス・コロナリー・アーテリー（left circumflex coronary artery）。【用例】「サーカムもやっとかなあかんなー」
サイドホール	サイドホール（side hole；SH）。ガイディングカテーテルによって冠動脈入口部が塞がれ冠血流が確保できない場合に、カテーテルの途中に空いた穴から血液を取り込み、カテーテルを通じて冠動脈に血液を供給する穴のこと。サイドホール。【用例】「LM狭いし、サイドホールのカテ使おうか」
サッチー	サチュレーション（saturation）。動脈血酸素飽和度。【用例】「サッチー、ちゃんと拾ってる？」
サブ	❶ アシスタントのこと。術者の横に立つアシスタント、セカンドとも呼ぶ。【用例】「サブ、誰がついてくれんの？」 ❷ 偽腔（subintimal）のこと。ガイドワイヤの挿入の際に、血管内腔（真腔）を捉えることができずに、血管内膜を突き破り血管壁内へガイドワイヤーが入り込むことがある。このガイドワイヤが入ってしまった真の内腔ではないスペースのことを偽腔という。【用例】「これ、サブやな……」
シグマート®	ニコランジル。冠動脈末梢塞栓のときに使用する薬剤。冠動脈拡張作用があります。血流予備量比(fractional flow reserve；FFR) の測定時に使用することもあります。【用例】「シグマート®は、ニコランジルのことね」
システム崩壊	経皮的冠動脈インターベンション（PCI）中に、カテーテルが冠動脈から外れて、ガイドワイヤーなどが抜けてしまうこと。【用例】「システムが崩壊したので、立て直します」
シネ（CINE）	昔は映画のシネフィルムのようなものに冠動脈造影を記録していたので、いまだに得られた画像を「シネ（CINE）」と呼ぶことがあります。【用例】「前のシネ、見せて」
ジャドキンス	ジャドキンス（Judkins）が開発した冠動脈に合う形のカテーテル。JL 4などの「J」は、Judkinsの「J」。【用例】「ジャドキンス先生は冠動脈造影を開発した一人ね」
スタック	デバイスが血管内で何かに引っかかり、抜けなくなること。【用例】「IVUSがスタックしてしまった」
ステミ	ST上昇型心筋梗塞（ST elevation myocardial infarction；STEMI）。心電図のSTが上昇した急性心筋梗塞のこと。【用例】「ステミだから、急ごうか」
スパイダー	スパイダービュー。Cアームがモニターにあたりそうになるため、モニターを動かさなければならない、Cアームの方向。【用例】「スパイダー、振るよ！」
スパった	スパスム（spasm）。攣縮、痙攣。【用例】「穿刺部がスパった」 →「腕痛くないですか？」

よく聞く用語（言葉）	意味／用例
た 行	
タキった	タキカルディア（tachycardia）。頻脈。【用例】「タキってきたなー」
タンデム	２つ以上の病変が断続的に並んでいること（tandem）。【用例】「タンデム病変だなー」
ディフューズ	びまん性（diffuse）、長い。【用例】「この病変、ディフューズだね」
デファー	検査の結果、治療の対象にならないと判断すること。【用例】「FFRの結果、デファーですね」
デフレ	デフレーション。膨らませた風船などを収縮させること。【用例】「はい！デフレ」
テンポラリー	テンポラリーペーシング（temporary pacing）。徐脈のために、ペースメーカで一時的に心拍数を補うこと。【用例】「ブラディだし、テンポラリー入れとこうか」
トルカー	ガイドワイヤーをクルクル回すもの。【用例】「トルカーは術中に、よくなくなります。たいていドレープのたわみにあるよね」
な 行	
ニトプロ	ニトロプルシドナトリウム水和物注射液。冠動脈末梢塞栓のときに使用される薬剤のこと。「ニトロ」とは異なるので、注意が必要です。希釈して冠動脈投与されるので、作製方法を確認しておく必要があります。【用例】「ニトプロ、ちょうだい。ニトロとは違うよ！」
ニトロ	ニトログリセリン。硝酸薬。冠動脈造影の際に冠拡張を得るために使用する薬剤のこと。【用例】「ニトロ、ちょうだい」
ネオインティマ	新生内膜（neointima）。ステント留置後にステント内部に張る新たな組織のこと。【用例】「ネオインティマ、張ってるなー」
ノルアド	ノルアドレナリン（noradrenaline）。アドレナリンとは異なる薬剤。血圧を上昇させたいときに使用する昇圧薬で、希釈して使用します。作製方法と投与方法を確認すること。【用例】「ノルアドレナリンください。アドレナリンじゃないよ！」
は 行	
パーフォレーション	穿孔（perforation）。ガイドワイヤーなどにより、冠動脈に穴が開くこと。比較的小さい穴のことを指す。【用例】「パーフォレーションが起きてます。バイタルに注意してください」

よく聞く用語（言葉）	意味／用例
パーフュージョン	パーフュージョンバルーン（perfusion balloon）、末梢灌流型バルーンのこと。末梢血液灌流を維持させつつ拡張できます。【用例】「冠動脈穿孔が起こったので、パーフュージョンで圧迫止血します」
バックアップ	カテーテルをしっかり安定させること（backup）。また、安定させられるような形をしたカテーテルのこと。メーカーにより、SPB、SS、EBUなどの名称があります。【用例】「バックアップタイプのガイディングカテーテルを使わないといけないね」
バルパン	大動脈内バルーンパンピング（intra-aortic balloon pumping；IABP）、大動脈内バルーンパンピングのこと。【用例】「スローフローだし、バルパンいるなー」
パンクチャー	穿刺（puncture）。【用例】「先生、パンクチャーだけしといて！」
引き抜き圧	ある部位とある部位との圧の差、圧格差。圧格差をみる検査をいうこともあります。左室圧と大動脈圧であれば、大動脈弁の狭窄の度合いをみることができます。【用例】「引き抜き圧、行くよー」
フォールス	フォールスルーメン（false lumen）。偽腔解離によってできた腔。【用例】「これ、フォールス？」
ブラディ	徐脈（bradycardia）。心拍数 50bpm 以下の状態。【用例】「ブラディだな」
プロトリュージョン	突出、突起（protrusion）。ステントの網目から血栓などが"ムギュッ"と出ている状況。【用例】「プロトリュージョン、押さえておこうか」
ペリ	主に足の血管の治療のこと。【用例】「ペリ、足の血管治療のことね」
ポリ	ポリグラフ（polygraph）。カテ室で使用されるバイタルサインモニター。12誘導心電図・観血圧・SpO_2、心内圧解析や心電図解析を行うことができます。【用例】「ポリでタイマー出しといて！」
ま 行	
マップ	病変や末梢血管がよく見える位置で止めた静止画像（map）。【用例】「イニシャルのマップ（PCI前の静止画）、見せて」
まな板の上の鯉	相手のなすがままになるよりほかにどうしようもない状態。【用例】「まな板の上の鯉やな……」（患者さん談）
や 行	
床ネチョネチョ	造影剤が床に滴れると、ネチョネチョします。スリッパの裏に造影剤がつくと、歩きにくくなります。乾燥すると白く固まって掃除しにくくなるので、早めに掃除をしましょう。【用例】「床ネチョネチョ。掃除してくれますか？」

よく聞く用語（言葉）	意味／用例
ら 行	
ラウンド	丸い（round）。【用例】「ステントがラウンドに広がっているね」
ラディアル	橈骨動脈アプローチ（radial artery approach）。最近では、ほとんどの症例で橈骨動脈からアプローチされます。【用例】「最近はどれも、橈骨動脈からのアプローチです」
ラプチャー	破裂（rupture）。【用例】「血管がラプチャーした」
リカナリ	再疎通（recanalization）。急性冠症候群で閉塞していた血管に血流が戻ること。【用例】「リカナリしたな」
リパーフュージョンインジャリー	再灌流障害（reperfusion injury）。急性冠症候群の再疎通の際に心室細動などが起こること。【用例】「リカナリするから、リパーフュージョンインジャリーに気をつけて」
リピッド	脂質（lipid）。【用例】「リピッドリッチだな（脂質成分が多いな）」
硫アト（リュウ）	硫酸アトロピン。徐脈になったら使う薬剤。投与するときは徐脈が改善していないことを確認すること。徐脈戻ってから投与すると頻脈になることが多いです。【用例】「ワゴったかな。硫アト、行っとこうか」
レスティング	安静時（resting）。機能的評価法の一つ。薬剤負荷しない検査のこと。【用例】「まずはレスティングからしましょうか」
レトロ	レトログレード（retrograde）、レトログレードアプローチの略。逆行性、つまり血流とは逆方向のこと。CTOの際にコラテを通じてガイドワイヤーを挿入していくことがあります。【用例】「コラテリッチだから、レトロから行こうか（側副血行路がとても発達していて、立派な血管ですね。これならガイドワイヤーも通過成功率が高いと考えられるので、今日は逆行性〔レトロ〕アプローチから施行したいと思います）」
ローター	ロータブレーター®。高度な石灰化病変を削りとるためのデバイス。【用例】「ローターします」
わ 行	
ワゴった	ワゴトニー（vagotony）。迷走神経反射（vagal reflex；VR）のこと。【用例】「ワゴったかな。硫アト、行っとこうか」
ワニロ（グチ）	赤黒（コード）と同じ意味。【用例】「ワニロは、赤黒（コード）のことな」

20

1章

緊急カテのギモン！

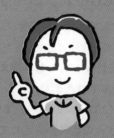

1 胸痛患者が運ばれてきた！
まず何を確認する？

- バイタルチェックを含めて、患者さんの状態を把握します。
- もう本当に"やばい"状態か、待てる状態かどうかを確認しましょう！
- 何はなくとも12誘導心電図を確認しましょう！

まずはバイタルを安定させる

　胸痛患者が運ばれてきたら、まずは**バイタルチェックを含めて、患者さんの状態を把握します**。バイタルが悪ければ、バイタルを安定させましょう。例えば、「血圧が低ければ、昇圧薬を投与するので輸液路は2ルート必要になる」などを考えていきます。**もう本当に"やばい"状態か、待てる状態かどうかも確認しましょう**。

問診、身体所見、ABCDE アプローチを行う

　ショック状態であれば、その場で急変し、場合によってはすぐに心臓カテーテル室に運んで蘇生と経皮的冠動脈インターベンション（percutaneous coronary intervention；PCI）を行うこともあり得ます。もし待てるようなら、もう少し余裕をもって検査が進んでいきます。

　『急性冠症候群ガイドライン（2018年改訂版）』では、第一段階は問診、身体所見を行います（図）[1]。患者さんの状態が安定していて待てるようであれば、ABCDE アプローチ（表）などで、喘息やアレルギーの既往歴などを聞いていきます。

喘息患者の場合

　喘息の患者さんのヨード造影剤によるアレルギーの発現率については、アレルギー歴なしの群と比較すると、オッズ比は10.08[2]といわれています。医師

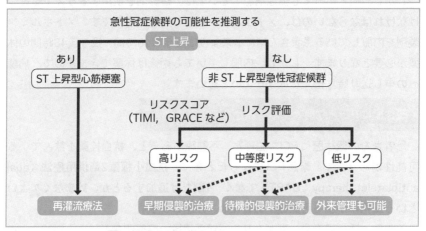

急性冠症候群を疑う患者の搬入

第1段階：問診，身体所見，12誘導心電図*¹（10分以内に評価）
第2段階：採血*²（画像検査*³：心エコー，胸部X線写真）

*¹ 急性下壁梗塞の場合，右側胸部誘導（V4R誘導）を記録する
急性冠症候群が疑われる患者で初回心電図で診断できない場合，背側部誘導（V7-9誘導）も記録する
*² 採血結果を待つことで再灌流療法が遅れてはならない
*³ 重症度評価や他の疾患との鑑別に有用であるが，再灌流療法が遅れることのないよう短時間で行う

急性冠症候群の可能性を推測する

ST上昇

あり ── ST上昇型心筋梗塞

なし ── 非ST上昇型急性冠症候群

リスクスコア（TIMI，GRACEなど）　リスク評価

高リスク　中等度リスク　低リスク

再灌流療法　早期侵襲的治療　待機的侵襲的治療　外来管理も可能

図 急性冠症候群の診断・治療フローチャート

日本循環器学会．急性冠症候群ガイドライン（2018年改訂版）．
https://www.j-circ.or.jp/cms/wp-content/uploads/2018/11/JCS2018_kimura.pdf．2022年12月閲覧

表 ABCDEアプローチによる既往歴の聞き方（例）

把握内容	確認方法
気道（A）と意識（D）の把握	呼びかけて、反応をみる（「わかりますか? お名前は?」と呼ぶ）
呼吸（B）の把握	呼吸が速いか遅いかをみる（見て、聞いて、感じる）
循環（C）と体温（E）の把握	脈の触れ具合と皮膚の湿潤をみる

※A：気道（airway）、B：呼吸（breathing）、C：循環（circulation）、D：中枢神経障害（dysfunction of CNS〔central nervous system〕）、E：体温（exposure & environmental control）

に報告すると、**場合によっては術前にステロイド薬などの内服や点滴などの投与薬の指示が出ることがあります。**

　この情報を心臓カテーテル室の看護師やスタッフにも伝えることで、より注意して患者さんを観察できるようになると思います。

糖尿病の既往歴のある患者さんでは、急な受診となると、インスリン製剤などの投与のタイミングによって、低血糖の可能性があります。糖尿病薬の内服の有無、使用していればインスリン製剤の投与時間、食事の有無も必要な情報でしょう。

しかし、何といっても**糖尿病患者といえば、造影剤を使用するうえで気をつけなければならないのは、メトホルミン製剤の内服の有無です**。メトホルミン製剤を内服している患者さんは、本来ならば投与前48時間、投与後48時間の休薬が必要となります。しかし、内服していても術後は休薬できますので、病棟への申し送り時に伝えたほうがよいと思います。

患者さんの既往歴にPCI、脳梗塞、不整脈があると、抗血栓薬を飲んでいる可能性があります。緊急PCIになったときに、**抗血小板薬2剤併用療法（dual antiplatelet therapy；DAPT）でなく、1剤だけ追加するとか、飲まなくてよいといった指示が出る可能性があるため、注意します**。

その他、透析患者や、乳がんリンパ節郭清後、麻痺側などは、点滴ルートの選択や穿刺部位の選択にかかわるので、必要ならば医師に報告し、点滴の位置の指示をもらいましょう。その他、発症時間や症状も重要になります。

12誘導心電図をとる

タイトルでは「まず」と言いながら、2つ目です。身体所見がとれたら（いや、とりながらでも！）とにかく12誘導心電図を見ます。『急性冠症候群ガイドライン（2018年改訂版）』でも、10分以内にとり、判断を仰がなければならないとされています。体動でとりづらい患者さんであっても、がんばって押さえたり、協力してもらったりして、何とかとりましょう。**12誘導心電図なしで急性冠症候群の判定はできない**といっても過言ではないでしょう。

12誘導心電図がとれたら、医師に診断してもらい、緊急カテーテルになるかどうかを確認し、次の準備に移ります。だいたいここまでで、**点滴ルート確保、採血（ほとんどの場合でルート確保と同時に行う）、12誘導心電図が終わって**いればよいかと思います。忘れてはならないのは、以上のことをできるだけ早

く行い、必要なPCIを遅らせないことです！

ひとカテ
メッセージ

「胸痛患者が来ました！」となれば、われわれ医療従事者は「緊急カテかも！ 急がなきゃ！」とか、「早く病棟に連絡を！」とか、とにかくバタバタしがちになります（一刻も早く再灌流をしないといけないので、当たり前ですよね）。でも、患者さんは、「胸が痛い！」ということで、「もしかして心臓が悪いのでは？」「心臓が止まってしまうのでは？」など、とても不安になっている場合も多いかと思います。不安を感じているような患者さんには、声かけを積極的に行ったり、これからどのような検査が行われるかなどを説明したりして、不安の除去に努めましょう！

●引用・参考文献
1）日本循環器学会ほか．急性冠症候群ガイドライン（2018年改訂版）．https://www.j-circ.or.jp/cms/wp-content/uploads/2018/11/JCS2018_kimura.pdf（2022年12月閲覧）
2）Katayama H. et al. Adverse reactions to ionic and nonionic contrast media. A report from the Japanese Committee on the Safety of Contrast Media. Radiology. 175(3), 1990, 621-8.

（中村康雄）

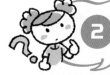

2 胸痛での救急搬入時、鑑別すべき疾患は？

- 急性冠症候群（ACS）、肺塞栓、大動脈解離などを念頭に、自施設の動きを把握して対応しましょう。
- ACSでは、経皮的冠動脈インターベンション（PCI）を行うことが国内の場合はほとんどです。
- 肺塞栓では、血栓吸引療法、経皮的心肺補助法（PCPS）、大動脈内バルーンパンピング（IABP）、造影CT検査などが行われます。
- 大動脈解離の診断には、造影CT検査などが行われます。

胸痛患者の主な鑑別疾患

胸痛で運ばれてきた患者さんで鑑別すべき疾患は、急性冠症候群（acute coronary syndrome；ACS）、肺塞栓、大動脈解離など、主に3つあるといわれています。この「主に」というのは、「早急に対応しないと患者さんの命にかかわる」という意味合いです。急性の胸痛を伴う鑑別疾患を表1[1, 2]に、胸痛の緊急／準緊急の対応を要する疾患を表2に示します。

急性冠症候群（ACS）

まず一つ目は、ACSです。これは皆さんもわかると思います。一刻も早く再灌流療法による治療を行わなければ命にかかわりますし、その後の心機能にも影響があります。現在の日本国内では、**経皮的冠動脈インターベンション**（percutaneous coronary intervention；PCI）を行うことがほとんどです。

肺塞栓

肺塞栓の患者さんは、胸痛を訴えることもありますが、実は非特異的な訴え

表1 急性の胸痛を伴う鑑別疾患

心臓疾患	肺疾患	大血管疾患	消化器疾患	整形外科疾患	その他
心筋炎，心筋症 頻脈性不整脈 急性心不全 高血圧緊急症 大動脈弁狭窄症 たこつぼ症候群 冠攣縮 心臓外傷	急性肺血栓塞栓症 （緊張性）気胸 気管支炎，肺炎 胸膜炎	急性大動脈解離 症候性大動脈瘤 脳卒中	逆流性食道炎 食道痙攣 消化性潰瘍，胃炎 膵炎 胆嚢炎，胆石	骨格筋障害 胸部外傷 筋障害／筋炎 肋軟骨炎 頸椎病変 肋間神経痛	不安神経症 帯状疱疹 貧血 高体温 甲状腺機能亢進症 血液粘度の増加

日本循環器学会. 急性冠症候群ガイドライン（2018年改訂版）. https://www.j-circ.or.jp/cms/wp-content/uploads/2018/11/JCS2018_kimura.pdf. 2022年12月閲覧

表2 胸痛の緊急／準緊急対応を要する疾患

緊急	ACS、うっ血性心不全（急性心不全）、大動脈解離、急性心膜炎、心タンポナーデ、肺塞栓、食道穿孔、緊張性気胸
準緊急	自然気胸、肺炎、胸膜炎、消化性潰瘍

（筆者作成）

が多く、呼吸困難などもあるので、注意が必要です。例えば、肺塞栓では、施設や治療内容によって血栓吸引療法を行ったり、急変した場合には経皮的心肺補助法（percutaneous cardiopulmonary support；PCPS）や大動脈内バルーンパンピング（intra-aortic balloon pumping；IABP）などを行うことがあります。また、予防的に下大静脈フィルターを入れることもあります。このような手技を心臓カテーテル室などで行う施設も多くあるので、自施設での動きは確認しておきましょう。

　症例によっては、外科的手術も行われます。肺塞栓では、すべてに当てはまるわけではありませんが、心電図で有名なSⅠ QⅢ TⅢパターンがみられますΤ（陽性率は10〜20％程度[3]）といわれています）。SⅠ QⅢ TⅢパターンでは、Ⅰ誘導で深いS波、Ⅲ誘導で深いQ波と陰性T波がみられます。

　救急においては診断で造影CT検査が行われることが多いので、次の大動脈解離の判定とともに、造影CT検査はほぼ間違いなく行われると思ってよいと思います。また、昨今の新型コロナウイルス感染症に関しても胸部CTを撮影することも多くなってきていると思います。そのため、**CT室に行く準備は連絡も含めて必須**となるでしょう。ちなみに、造影CT検査もすることを考えると、点滴ルートは右上肢が望ましく、できれば18Gが望ましいのだと思います（施設の決まりに準じてください）。

　肺塞栓はエコノミー症候群といわれることもあり、**長期の臥床、エストロゲン製剤の使用（いわゆるピルなどの使用）で血栓のリスクが高くなります**。そのため、問診であらかじめ聞き取れていれば予測につながります。採血では、Ｄダイマーの値が参考になり、血栓のリスクがあまりない人でＤダイマーが正常であれば、「まあ、大丈夫」と判断されることが多いと思います。また、肺のシンチグラフィ検査を行う場合もあります。

大動脈解離

　大動脈解離は、造影CT検査で診断します。**Stanford分類で上行大動脈にかかる状態（A型）は基本的に緊急治療、上行大動脈に解離がみられない状態（B型）は経過観察とする場合も多いです。しかし、施設によっては心臓カテーテル室などでステントグラフトの治療を行ったりする場合もあるので、自施設の動きを確認しておきます。**

　大動脈解離でわれわれ看護師の間でも有名な（？）「上肢血圧の左右差」

（20mmHgの差を左右差とします）がみられるのは、それほど多くなく、20%以下[3]ともいわれています。症状としては、大動脈が裂けて、分岐の血管、心血管や脳血管が塞がることがあるので、ACSや脳梗塞、意識障害が出ます。ご存じかと思いますが、左右の血圧の差が出るのもこのためです。解剖学的には、腕頭動脈が塞がれば右が低くなるというイメージです。

　「この疾患の患者さんはこの症状」と必ずしも決まっていないことは、周知のとおりです。**症例に対する知識を身につけて、疾患を予測して次の対応に結びつけられる**ように、がんばりましょう！

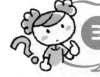

ひとカテ メッセージ　以前、二次救急の夜勤で働いていたときの経験です。60歳代の男性が、右の腰の痛みが強く、診察してほしいと徒歩で来院しました。私は尿管結石の疑いが強いと考え、医師が来るまでにバイタルの測定と採尿をしておいたのですが、その患者さんは大動脈解離であったことが結果としてわかりました。本来であれば造影CT検査も行っておくべきでした。医師が来たときに当然ねちねちと怒られたのはいうまでもありません。当たり前のことなのですが、オーバートリアージは大切だと実感した出来事でした。

●引用・参考文献
1) 日本循環器学会. 急性冠症候群ガイドライン（2018年改訂版）. https://www.j-circ.or.jp/cms/wp-content/uploads/2018/11/JCS2018_kimura.pdf（2022年12月閲覧）
2) Ibanez B, et al. 2017 ESC Guidelines for the management of acute myocardial infarction in patients presenting with ST-segment elevation: The Task Force for the management of acute myocardial infarction in patients presenting with ST-segment elevation of the European Society of Cardiology (ESC). Eur Heart J. 39(2), 2018, 119-77.
3) Bossone E, et al. Usefulness of pulse deficit to predict in-hospital complications and mortality in patients with acute type A aortic dissection. Am J Cardiol. 89(7), 2002, 851-5.

（中村康雄）

3　急変に備えて、どのようなものを準備しておけばよい？

● 「何が起こりうるのか？」と考えることで、準備するものがわかります。

- 心室細動（VF）では、胸骨圧迫、除細動を念頭に準備しましょう。
- 心停止に備えて、バッグバルブマスクや気管内挿管のセット、人工呼吸器、薬剤も使えるように準備しておきましょう。

「何が起こりうるのか？」と考えることで、準備するものがわかる

　心臓カテーテル検査・治療中の急変は、いつ何どきも起こりうるもの。常に急変に備えなくてはなりません。そして、その急変に備えて、さまざまなものを準備しておかなくてはなりません。「何を準備しておいたらいいのか？」ということについては、「何が起こりうるのか？」と考えることでわかってくると思います。

心室細動（VF）では、胸骨圧迫、除細動を念頭に準備する

　カテ中の患者急変でいつでも起こりうるのは、心室細動（ventricular fibrillation；VF）ですね。VFが起これ ばまずは、胸骨圧迫、除細動です。そのためには、**除細動器**が必要になります。でも、除細動器があるだけではダメですね。パドルで通電するならば**パドルジェルまたはジェルパッド**が必要ですし、パッチ電極で通電するならば**パッチシール**も使います。また、時には**心電図コードと電極**が必要になることもあります。急変時の対応を念頭に、さまざまな機材・器機の準備を行いましょう。

心停止に備えて、バッグバルブマスクや気管内挿管のセット、人工呼吸器、薬剤も使えるように準備する

　VFなどの心停止が起こった場合には、**バッグバルブマスクや気管内挿管のセット**、そして**人工呼吸器**が必要になります。さらに、その際に使用する**薬剤**が揃っていること、そしてその薬剤の**投与方法**などもあらかじめ確認しておく

ことが大切です。

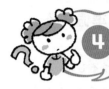
（野崎暢仁）

4 急性心筋梗塞の処置って、どうして急ぐの？ （緊急カテと定期カテの違い）

- 急性冠症候群（ACS）では一刻も早く再灌流療法を行うことが予後改善には重要です！
- ST上昇型心筋梗塞（STEMI）の予後は、発症から再灌流までの時間に依存します。
- 定期的なカテーテル検査では、きちんとリスク評価をしてから行います。

ST上昇型心筋梗塞（STEMI）では、できるだけ早く再灌流療法を行う

ST上昇型心筋梗塞（ST-elevation myocardial infarction；STEMI）では、一刻も早く再灌流療法を行うことで予後が改善します。ですので、とにかくできるだけ早く、再灌流療法を行わなければなりません。このため、ACSを疑う症例では、なるべく早く診断をつけて、緊急の再灌流療法、経皮的冠動脈インターベンション（percutaneous coronary intervention；PCI）を行います。

『急性冠症候群ガイドライン（2018年改訂版）』[1]でも、STEMIであれば採血結果を待たずに再灌流療法を施行し、非ST上昇型急性冠症候群（non-ST-elevation acute coronary syndrome；NSTE-ACS）ではリスク評価を行います。リスク評価では、「短期リスクの層別化に基づいて初期の治療方針を決定する」ことが推奨クラスⅠ／エビデンスレベルBとなっており、採血結果も待たずに、

治療を行うことが推奨されています。

　何度もいうようですが、ACSを疑う患者さんでは、一刻も早く再灌流療法、緊急カテーテルにつなげることが大切です。イメージとして、心筋に血液が流れない時間が長くなれば、心筋の壊死していく範囲はどんどん広がっていき、患者さんの心機能はどんどん悪くなっていく感じですね。今のところ、すべての患者さんについて、壊死してしまった心筋をもとに戻すのに有効な治療法はありません。

急性冠症候群（ACS）では、不整脈、機械的合併症に対して準備する

　ACSの合併症として、不整脈の出現があります。そのため、早急に患者さんを心臓カテーテル室に運び、primary PCIの準備を行うとともに、12誘導心電図や血圧などを監視することにより、除細動などに素早く対応できる施設もあるかと思います。カテ室に入れたから"あとはおまかせ"という施設では、逆に人手が足りなくなって大変かもしれません……。

　機械的合併症としては、心室中隔穿孔、左室自由壁破裂、僧帽弁乳頭筋断裂があります。とくに突然死の原因となる左室自由壁破裂では、primary PCIはリスクを低下させる可能性があるといわれています。3つとも、発生のピークでは24時間以内に1つ目のピークが来るので（2つめのピークは3〜5日後）、早くカテ室に搬入することも患者さんの生命を守るのに大切なことだと思います。

　機械的合併症の発見には、心エコー検査の所見も大切です。ACS疑いの患者さんに心エコー検査を行えるよう、機械の移動（検査結果を紙ベースで確認する施設ではプリンターの用紙の確保も）やゼリー（ゼリーの加温がされているかどうか）、拭き取り用のタオルなどの準備とともに、"ココロの準備"も必要だと思います。

安定冠動脈疾患では、定期的なカテーテル検査を行う

　定期的な心臓カテーテル検査は、安定冠動脈疾患に対して行います。**まずは本当に心臓カテーテル検査が必要かどうかをリスク評価で判断してから行うため、後日いろいろな検査を行う流れとなります**（図）[2]。2018（平成30）年度の診療報酬改定より、急性心筋梗塞と不安定狭心症以外の疾患に対する経皮的

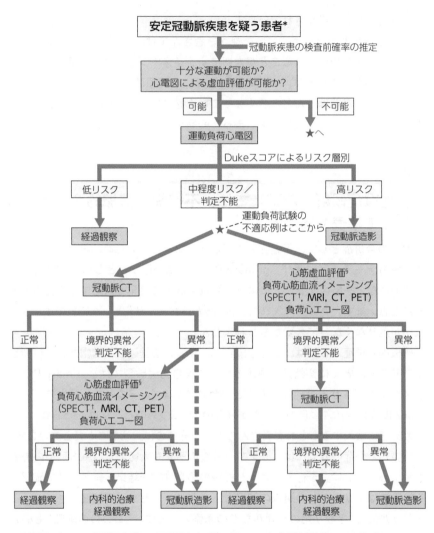

安定冠動脈疾患を疑う患者*
冠動脈疾患の検査前確率の推定

十分な運動が可能か?
心電図による虚血評価が可能か?

可能 / 不可能

運動負荷心電図 / ★へ

Dukeスコアによるリスク層別

低リスク / 中程度リスク／判定不能 / 高リスク

経過観察

運動負荷試験の不適応例はここから ★

冠動脈造影

冠動脈CT

心筋虚血評価§
負荷心筋血流イメージング
(SPECT†, MRI, CT, PET)
負荷心エコー図

正常 / 境界的異常／判定不能 / 異常 / 正常 / 境界的異常／判定不能 / 異常

心筋虚血評価§
負荷心筋血流イメージング
(SPECT†, MRI, CT, PET)
負荷心エコー図

冠動脈CT

正常 / 境界的異常／判定不能 / 異常 / 正常 / 境界的異常／判定不能 / 異常

経過観察 / 内科的治療 経過観察 / 冠動脈造影 / 経過観察 / 内科的治療 経過観察 / 冠動脈造影

* 心電図,心エコー図所見などから冠動脈疾患が強く疑われる無症候性患者もこれに準ずる.

==▶(点線矢印):明らかに冠動脈血行再建の適応と考えられる高度狭窄病変を認めた場合には冠動脈造影検査を行う.

† 運動可能な場合は運動負荷心筋シンチグラフィ,可能でない場合は薬物負荷心筋シンチグラフィを行う.

§ 心筋虚血評価法の1つとしてFFR-CTも含まれるが,2018年12月時点では保険適用になる施設は限定されている.

注)検査法の選択では,禁忌や検査に伴うリスク・副作用を十分に考慮する.

図 心筋虚血の診断アルゴリズム

日本循環器学会.慢性冠動脈疾患診断ガイドライン(2018年改訂版).
https://www.j-circ.or.jp/cms/wp-content/uploads/2020/02/JCS2018_yamagishi_tamaki.pdf (2022年12月閲覧)

冠動脈ステント留置術の適応は、1方向から撮影して75％の狭窄から90％以上の狭窄病変か、機能的虚血を評価するための検査を行い機能的虚血が原因であることが確認された狭窄病変など、より適応が選ばれるようになっています。

そのため、まず運動できる患者さんには運動負荷心電図によりリスク評価を行ったうえで、高リスクの患者さんには冠動脈造影検査（coronary angiography；CAG）、中等度や判定不能の患者さんには冠動脈CT検査を行います。このようにさまざまな検査を行い、本当にカテ室での検査や治療が必要かどうかを判断するというところが、ACSとの違いになります。

ひとカテ メッセージ — 皆さんの施設でも、door to balloon time が90分以内になることを目標に行っていると思います。しかし、『急性冠症候群ガイドライン（2018年改訂版）』[1] によると、日本での大規模観察研究では、90分以内を達成した群と達成できなかった群では、長期の臨床成績に差がみられませんでした。では、何が影響したかというと、やはり総虚血時間だったということがいわれています。また、発生2時間以内の90分以内の長期成績は有意に良好であったということです。できるだけ早く治療することがいかに重要かがわかりますが、患者さんは胸部症状があったらすぐに病院に来ることも大切だとわかります。また、救急隊が適切な施設に運ぶことも重要であり、啓発の取り組みも大切だと感じました。

●引用・参考文献
1) 日本循環器学会. 急性冠症候群ガイドライン（2018年改訂版）. https://www.j-circ.or.jp/cms/wp-content/uploads/2018/11/JCS2018_kimura.pdf（2022年12月閲覧）
2) 日本循環器学会. 慢性冠動脈疾患診断ガイドライン（2018年改訂版）. https://www.j-circ.or.jp/cms/wp-content/uploads/2020/02/JCS2018_yamagishi_tamaki.pdf（2022年12月閲覧）

（中村康雄）

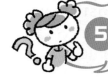

5 心電図の"ST変化"って何？

- 心筋の虚血を示すもっともわかりやすい変化は、心電図の
  STの上昇です。
- 心筋虚血の始まりはSTの低下を認め、少し時間が経つと

STの上昇が見られます。
● 心電図の波形は、経時的に変化していきます。

ST変化はどのようにして起こるのか？

ST変化がどのようにして起こるのか考えてみましょう。**心筋の虚血を示すもっともわかりやすい変化は、心電図のST（S波の終末からT波の開始までの部分）の上昇です。**

体表面心電図は、心筋が動くことによって発生する電気信号を、体表面に貼った電極によってキャッチし波形にしたものです。心電図では、ある一線を基本（ベース）の0（ゼロ）として、電極に向かってくる電気信号をプラス（上向き）、遠ざかるものをマイナス（下向き）に表示します。何も動かなかったら0（ゼロ）のまま一直線となり、心停止ということになりますね。

心筋虚血になると流れる傷害電流

心筋虚血（冠動脈が詰まって心筋に血液が流れていない状況）になると、まずは心筋の内側から影響を受けることになります（図①②）。**虚血の影響を受けた部分から、普段は流れない「傷害電流」と呼ばれる電流が、影響を受けていない外側の部分に向かって流れます**（図③）。

傷害電流は、心臓の外側体表面に貼っている心電図電極に向かって流れます。電極が傷害電流をキャッチすると波形を上向きに押し上げるため、0（ゼロ）のベースは0でなくなり、全体が持ち上げられる感じになります（図④）。

でも、傷害電流にはある性質があります。それは、**心臓の拡張期には傷害電流は流れない**ことです（図⑤）。そのため、心電図でいうところのSTの部分は拡張期を示していますので、この部分だけ波形は持ち上げられることはありません。できあがった波形を見てみると、**STの低下**が認められます（図⑥）。

STが上昇しているように見える理由

心筋虚血はやがて、心筋の壁内側から外側に広がっていきます（図⑦）。壊死により流れる電流は、今度は逆方向に流れていくようになり、体表面に貼った

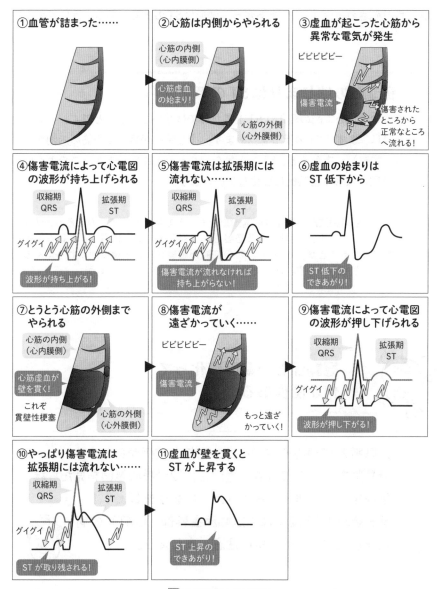

①血管が詰まった……

②心筋は内側からやられる

心筋の内側
（心内膜側）

心筋虚血
の始まり！

心筋の外側
（心外膜側）

③虚血が起こった心筋から
異常な電気が発生

ビビビビビー

傷害電流

傷害された
ところから
正常なところ
へ流れる！

④傷害電流によって心電図
の波形が持ち上げられる

収縮期
QRS

拡張期
ST

グイグイ

波形が持ち上がる！

⑤傷害電流は拡張期には
流れない……

収縮期
QRS

拡張期
ST

グイグイ

傷害電流が流れなければ
持ち上がらない！

⑥虚血の始まりは
ST低下から

ST低下の
できあがり！

⑦とうとう心筋の外側まで
やられる

心筋の内側
（心内膜側）

心筋虚血が
壁を貫く！

これぞ
貫壁性梗塞

心筋の外側
（心外膜側）

⑧傷害電流が
遠ざかっていく……

ビビビビビー

傷害電流

もっと遠ざ
かっていく！

⑨傷害電流によって心電図
の波形が押し下げられる

収縮期
QRS

拡張期
ST

グイグイ

波形が押し下がる！

⑩やっぱり傷害電流は
拡張期には流れない……

収縮期
QRS

拡張期
ST

グイグイ

STが取り残される！

⑪虚血が壁を貫くと
STが上昇する

ST上昇の
できあがり！

図 心筋虚血とST変化

心電図電極にとっては遠ざかる方向になるわけです（図⑧）。ということは、傷
害電流が流れている期間はベース全体が押し下げられるようになります（図⑨）。
しかし、やっぱり拡張期には傷害電流は流れないので、心電図のST部分はベー

35

スに取り残され（図⑩）、できあがった波形は**STの上昇**があるように見えます（図⑪）。

心筋虚血のはじまりはSTの低下から

　大切なのは、心電図の変化はST上昇だけではないということです。心筋虚血の始まりは、まずはSTの低下を認めます。少し時間が経って心筋の内側から外側全体（貫壁）に広がると、STの上昇を認めることになります。このようにして、**心電図の波形は経時的に変化していきます**。

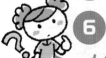 心電図波形の変化は心筋虚血をもっとも早く知ることのできる大切なサインです。「症状がある患者さんに対して、いかに迅速に的確な判断をすることができるか」、この判断が患者さんの予後にかかわってくることもあります。正しく知って見抜ける力をつけましょう！

（野崎暢仁）

⑥ 冠動脈と心電図変化って何か関係あるの？

- 冠動脈と12誘導心電図には、密接な関係があります。
- 冠動脈を見たら12誘導心電図を、12誘導心電図を見たら冠動脈を、思い浮かべられるようになりましょう！
- aVR誘導のST変化は左冠動脈主幹部（LMT）の病変を示唆するため、特に注意しましょう。

12誘導心電図と胸部誘導 （図）

　12誘導心電図は文字通り12個の波形からできています。なぜ、12個もの波形が必要なのか？ **12誘導心電図は、12方向から心臓を監視するために必要です**。
　それぞれの冠動脈（左前下行枝、左回旋枝、右冠動脈）が心臓のどの部分を

どこが詰まったら、どこが変化するの？

急変の予測につながる！ これ覚えておいたほうがいい！

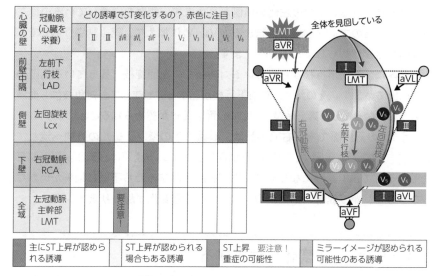

図 **ST変化における観察のポイント**

栄養しているのか、知っていますか？ **左前下行枝は、心臓の前側の壁（前壁）、左回旋枝は心臓の横側の壁（側壁）を栄養しています。**

12誘導心電図のなかで、**胸部誘導のV₁～V₆の誘導は胸に6つの電極を貼ります**よね。V₁は胸骨の右側、V₂はその隣の胸骨の左側で、V₃、V₄、V₅、V₆と順番に並べていきます。

V₂とV₃、V₄の真下には心臓があります。心臓の前側の真上にV₂～V₄の電極を並べて貼っているのです。つまり、**前壁はV₂～V₄で監視している**ということになります。

V₅、V₆は、脇腹に貼りますね。心臓の横側になるわけです。横側（側壁）を栄養しているのが左回旋枝。つまり、**左回旋枝が詰まって側壁が虚血になったら、心電図変化はV₅、V₆で起こる**ということになります。

12誘導心電図と四肢誘導（図）

12誘導心電図は胸部誘導だけではありません。**四肢誘導という、両手両足に貼った電極でも波形を出しています。**それが第Ⅰ誘導、第Ⅱ誘導、第Ⅲ誘導と

aVR、aVL、aVF誘導です。

　そのなかで第Ⅰ誘導とaVL誘導は、左肩から心臓を見下げています。左肩から心臓を見下げると心臓の左側の横側が見えます。側壁を栄養しているのは左回旋枝でしたので、左回旋枝が詰まるとV₅、V₆に加えて、第Ⅰ誘導、aVLでも心電図変化が認められることになります。

　ちなみに、左前下行枝から出ている対角枝も、左回旋枝が養っている側壁の方向に出ています。そのため、左前下行枝が詰まってしまって、対角枝にも血液が流れなくなったら、第Ⅰ誘導、aVLで心電図変化が認められることになります。

　もう1本の冠動脈である**右冠動脈は、心臓の下の壁（下壁）の方向へ流れて**います。12誘導心電図で、心臓を下から見上げている誘導は、第Ⅱ誘導と第Ⅲ誘導、そしてaVF誘導になります。右冠動脈が詰まったら下壁に栄養がいかなくなるので、第Ⅱ誘導、第Ⅲ誘導、aVFで心電図変化が起こります。

aVR誘導のST変化に注意する

　特に重要なのは、aVR誘導です！　この誘導でST変化を認めたら、要注意です。aVR誘導は心臓の大きな範囲を見渡しています。

　冠動脈のなかで大きな範囲を養っているのは、左冠動脈主幹部（left main trunk；LMT）というところです。左前下行枝と左回旋枝の根元であるLMTが詰まったら、心臓の大部分に影響が出ます。LMTの病変を示唆するサインがaVR誘導の心電図変化となるため、見逃さないようにしましょう。

> **ひとカテ メッセージ**
>
> このように冠動脈と12誘導心電図は、密接な関係にあります。冠動脈を見ることは、とても大切です。まずは、冠動脈の解剖を理解し、冠動脈造影でどの血管が何なのかがわかるようになりましょう。そうすれば、12誘導心電図のどの誘導がどこを監視しているのかがわかり、冠動脈と12誘導心電図を重ね合わせるようにすることで、12誘導心電図12個の波形を一度に見なくてもポイントを絞って観察できるようになります。ただし、ポイントを絞りすぎて「当たり前じゃない変化」を見逃さないように注意しましょう。実は「当たり前じゃない変化」のほうが重要なサインだということもあります。

（野崎暢仁）

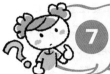

7 急性心筋梗塞の心電図変化や不整脈が知りたいんだけど……

- 急性心筋梗塞では冠動脈のどこが詰まっているかによって、心電図変化は変わります。
- Ⅱ、Ⅲ、aVFでST変化が起こっている場合は、徐脈に注意します。
- V₂～V₄の前胸部誘導が変化している場合は、心室期外収縮（PVC）の発生と心室細動（VF）の誘発に注意します。

Ⅱ、Ⅲ、aVFでST変化が起こっている場合は、徐脈に注意する

　急性心筋梗塞では冠動脈のどこが詰まっているかによって、心電図変化は変わってきます。

　Ⅱ、Ⅲ、aVFでST変化が起こっている場合には、**右冠動脈が詰まっていることが推測され、徐脈になることに要注意**です。原因としては、右冠動脈は刺激伝導系を養っていることが多く、そこに血流が滞ってしまうことによって電気刺激が滞ってしまうことがあります。Ⅱ、Ⅲ、aVFでST変化が見られるからといっても、詰まっている血管が必ず右冠動脈だというわけではありません。**冠動脈の大きさの配分によっては、左回旋枝が詰まっていることもあります。**

V₂～V₄の前胸部誘導が変化している場合は、心室期外収縮（PVC）の発生と心室細動（VF）の誘発に注意する

　V₂～V₄の前胸部誘導が変化している場合は、**左前下行枝が詰まっていることが考えられます**。とくにこの場合は、**心室期外収縮（premature ventricular contraction；PVC）の発生に要注意**です。左前下行枝が養っている前壁中隔が急性心筋梗塞になった場合、PVCが発生することが多く、そのPVCが心電図のT波の上に乗っかってR on Tになり、心室細動（ventricular fibrillation；VF）が誘

発される場合があります。V₂〜V₄でST変化がある場合は、VFに要注意ですね。

また、心電図波形の変化のみならず心拍数にも要注意です。**頻脈になっている場合は、血行動態が破綻する寸前かもしれません**。心機能の著しい低下により、心拍出量を補うため心拍数を上昇させて血圧をなんとか保っている場合があります。この場合は、重症な状態であることが想定されるため、**VFなどの致死性不整脈の発生に要注意**です。

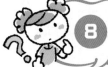 急性心筋梗塞のときの心電図変化は、刻一刻と変化していきます。一つひとつの変化を見逃さず、「その後どのような変化が起こるか」を予測することが大切です。

（野崎暢仁）

8 心電図や症状では緊急カテっぽくなかったのに、緊急カテになったのはどうして？

- 急性冠症候群（ACS）だからといって、心電図が必ずしも上がるわけではありません。
- 非ST上昇型心筋梗塞（NSTEMI）や不安定狭心症（UAP）の場合、閉塞性冠動脈疾患（INOCA）や冠動脈閉塞を伴わない心筋梗塞（MINOCA）の場合などに、緊急心臓カテーテル検査を行うことがあります。
- 総合的にACSの疑いがあると、緊急カテとなることがあります。

非ST上昇型心筋梗塞（NSTEMI）、不安定狭心症（UAP）の場合

緊急心臓カテーテル検査（緊急カテ）といえば、心電図でSTが上がるのをイメージする人も多いと思いますが、**STが上がらない心筋梗塞もあります**。そのような場合をST上昇型心筋梗塞ではなく、**非ST上昇型心筋梗塞（non-ST-**

elevation myocardial infarction；NSTEMI）といいます。「心電図で緊急カテっぽくなかった」というのは、このような NSTEMI の場合が一つあると思います。NSTEMI は、症状がなかったり、あっても軽度であったりすることもあるといわれています。

　ST 変化が低下していると、予後不良の因子になるともいわれています。また、**心電図で判定不能となる場合の多くは、不安定狭心症（unstable angina pectoris；UAP）であるとも**いわれています。そのため、血液結果や心エコー検査の結果などをもとに、緊急カテを行うこともあります。

閉塞性冠動脈疾患（INOCA）、冠動脈閉塞を伴わない心筋梗塞（MINOCA）の場合

　最近では、閉塞性冠動脈疾患（ischemia and no obstructive coronary artery；INOCA）や、冠動脈閉塞を伴わない心筋梗塞（myocardial infarction with non-obstructive coronary arteries；MINOCA）など、心電図の変化やトロポニンの上昇があったりしても、冠動脈に有意な狭窄がなく、冠動脈の微小循環の障害が原因であるといった病態があることも知られています。そのため、**冠動脈攣縮を否定したり、INOCA や MINOCA の診断をしたりする場合に、緊急カテになる**こともあります。

　冠動脈攣縮の診断ではアセチルコリン負荷テストなど、INOCA や MINOCA の診断では冠血流予備能（coronary flow reserve；CFR）や冠微小血管抵抗指数（index of microcirculatory resistance；IMR）など、心臓カテーテル室で行わないとできない検査もあります。そのため、そちらも考慮されて緊急カテになっている場合もあるかと思います。ちなみに、高血圧、糖尿病、喫煙、高齢などの患者さんは INOCA の割合が大きいといわれているので、検査データや患者情報である程度まで予測がつくかもしれません。

総合的に急性冠症候群（ACS）の疑いがある場合

　その他にも、弁膜症の評価をしたかったり、右心カテーテルの値を見たかったりするなど、さまざまな要因が考えられます。つまり、**総合的に急性冠症候群（acute coronary syndrome；ACS）の疑いがある場合に、緊急カテを行う**ことがあります。その一方で、『急性冠症候群ガイドライン（2018年改訂版）』[1)]

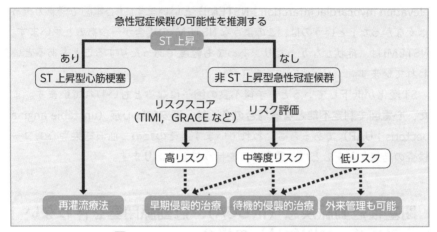

図 急性冠症候群の診断・治療フローチャート

日本循環器学会. 急性冠症候群ガイドライン（2018年改訂版）.
https://www.j-circ.or.jp/cms/wp-content/uploads/2018/11/JCS2018_kimura.pdf. 2022年12月閲覧

ではリスクの低い患者さんには緊急カテを行わないようになっています（図）。
どちらにしても、どのような状況で緊急カテになるかは、基本的には患者状態、
施設、術者の考えによります。そのため、**緊急カテになりそうになくても、で
きるだけ準備を進めていく**のがお勧めです。

> **ひとカテ
> メッセージ**
>
> 血流予備量比（fractional flow reserve；FFR）では、心筋最大充血を起
> こすために薬剤を投与します。施設、術者によりますが、塩酸パパベリ
> ンは、QT延長により、心室細動（ventricular fibrillation；VF）、心室頻
> 拍（ventricular tachycardia；VT）を起こす可能性があります。アデノ
> シン三リン酸（adenosin triphosphate；ATP）／アデノシンでは一過性
> にAVブロックを起こしたり、喘息患者や閉塞性の肺疾患患者では症状
> の増悪を起こしたりする場合があります。ニコランジルもVTやVFを起
> こすことがあるため、FFR測定時は患者状態やモニターの観察が重要に
> なります。

●引用・参考文献

1） 日本循環器学会. 急性冠症候群ガイドライン（2018年改訂版）. https://www.j-circ.or.jp/cms/wp-content/uploads/2018/11/JCS2018_kimura.pdf（2022年12月閲覧）

（中村康雄）

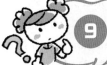

9 緊急カテになった！ 血液検査のデータにはどんな変化が？

- 急性冠症候群（ACS）の発症後は、炎症反応、心筋逸脱酵素の指標が上昇します。
- 心筋マーカーは、ACSの発症後数時間で上昇します。

炎症反応、心筋逸脱酵素の指標が上昇する

　緊急心臓カテーテル検査（緊急カテ）になった、つまり急性冠症候群（acute coronary syndrome；ACS）であると判断されるような症例では、まず皆さんが普段目にしている血液検査のデータにおける**検査値の上昇**が見られます（表1）[1]。これらは白血球などの**炎症反応**や心筋の障害・壊死で、心臓の筋肉組織から放出される**心筋逸脱酵素**によるものです。

　時間の経過とともに上昇値の出現とピークに差があるので、ACSの発症時間も推定できます。全身の細胞に含まれる乳酸脱水素酵素（lactate dehydrogenase；LD）や、肝臓や心筋、筋肉に含まれるアスパラギン酸アミノトランスフェラーゼ（aspartate aminotransferase；AST）なども上昇します。

心筋マーカーはACSを発症してから数時間で上昇する

　心筋マーカーは、心臓の筋肉が障害されると血液中に出てくるもので、心筋障害を発症してから数時間で上昇します。心筋マーカーには、心筋型脂肪酸結合蛋白（heart-type fatty acid-binding protein；H-FABP）、ミオグロビン、トロポニン（I、T）などがありますが、『急性冠症候群ガイドライン（2018年改

表1 心筋マーカーの上昇時における検査値の変化 （文献1より作成）

検査値	WBC	CK	AST	LD	CRP	ESR
上昇	2〜3時間後	2〜4時間後	6〜12時間後	12〜24時間後	1〜3日後	2〜3日後
下降	7日後	3〜7日後	3〜7日後	8〜14日後	21日後	5〜6週後

訂版)』[2] では、ACSが疑われる患者さんのリスク評価にはトロポニンがクラスⅠで推奨されています。また、ACSを疑う患者さんの診断でトロポニンが測定できる場合は、ほかのクレアチンキナーゼMB分画（creatine kinase MB；CK-MB〔クレアチンキナーゼアイソザイム〕）やミオグロビンを用いることは推奨されていません。そのため、基本的にはトロポニンを用います。

でも、トロポニンが陽性で「緊急カテか！？」と思ったら、なぜか緊急カテにもならず、先生も落ち着いているときはありませんか？ 実はこのトロポニンは、腎不全でも上昇を示します。クレアチニン（Creatinine；Cre）などで腎機能を確認するのも大切ですね。

ちなみに、CKは心筋だけでなく骨格筋や平滑筋などにも多く含まれている酵素ですが、CK-MBは心筋に多く含まれているので、心筋が障害されると特異的に上昇します（なので、運動や打撲などでも上昇します）。CKは、ACSを発症して24時間でピークに達しますが、その3〜4日後には正常値に戻ります。この**ピークアウト（上昇しきること）は、心筋の重症度の目安となります。**最近では、梗塞サイズの推定に発症から72〜96時間後の心筋トロポニン値を参考にする場合もあります（その場合、高感度心筋トロポニンI、Tは用いません）。

心筋バイオマーカーが上昇しているときの検査値の変化（表1）[1] としては、まず心臓の筋肉が障害されて体に炎症が起こるため、白血球数の増加と心筋バイオマーカー（心筋トロポニンなど）の上昇が見られます。その後、CK（CK-MB）、AST、LD、C反応性蛋白（C-reactive protein；CRP）の順で上昇します。肝機能の指標でもあるAST、アラニンアミノトランスフェラーゼ（alanine aminotransferase；ALT）については、ACSでASTだけでなくALTまで上昇していれば心筋に広範囲な障害があることも考えられるので、注意が必要です。

症状の出現から6時間以内の場合は、心筋トロポニン測定による再検査を行う

ST上昇型心筋梗塞（ST-elevation myocardial infarction；STEMI）では、採血結果を待たずに冠動脈インターベンション（percutaneous coronary intervention；PCI）となります。一方、非ST上昇型心筋梗塞（non-ST-elevation myocardial infarction；NSTEMI）で初回測定時に心筋トロポニンが上昇していないとき、『急性冠症候群ガイドライン（2018年改訂版）』[2] では、症状の出現から6時間以内の場合であれば、心筋トロポニン測定による再検査が推奨されています。

表2 発症からの経過時間別にみた各心筋バイオマーカーの診断精度 （文献3より転載）

	<2時間	2〜4時間	4〜6時間	6〜12時間	12〜24時間	24〜72時間	>72時間
ミオグロビン*	○	○	○	○	○	△	×
心臓型脂肪酸結合蛋白(H-FABP)*	○	○	○	○	○	△	×
心筋トロポニンI, T*	×	△	◎	◎	◎	◎	◎
高感度心筋トロポニンI, T*	◎	◎	◎	◎	◎	◎	◎
CK-MB	×	△	◎	○	◎	△	×
CK	×	△	○	○	○	△	×

◎：感度、特異度ともに高く診断に有用である。○：感度は高いが、特異度に限界がある。
△：感度、特異度ともに限界がある。×：診断に有用でない。*：全血迅速診断が可能である。

　心筋トロポニン測定では高感度測定が推奨され、定性検査の場合は6時間後、高感度測定系の場合は1〜3時間後に行うこととなっています（表2）[3]。つまり、初療室などで経過観察となっている場合は、引き続き採血の指示が出る可能性があるので、準備をしていきましょう。また、予後を把握するために、脳性ナトリウム利尿ペプチド（brain natriuretic peptide；BNP）を参考にする施設もあるため、採血スピッツが違ったり、コスト面から採血を考慮したりする場合があるので、確認するようにしましょう。

> **ひとカテメッセージ**
> ACSが疑われた場合、ルート確保を行い、点滴をつなぐ前に留置針から採血することも多いと思います。どうしても22G、あるいは最悪24Gでしか採れないなんて場合の採血だと、「溶血してしまうかも」という心配もあるとは思います。ただ、日本赤十字社の『輸血用血液製剤 取り扱いマニュアル 2018年12月改訂版』[4] によれば、22Gでも1.5mL/秒以下の流速、24Gでも0.3mL/秒を超えなければ溶血は少ないとされています。つまり、輸血ではありますが、ゆっくり引けば（凝固の可能性もありますが……）溶血の可能性は低いようです。もちろん、無理せずに対側の上肢であらためて採血するなど、採血は確実に行いましょう。

●引用・参考文献
1）清水速人．"血液検査と術前・術後評価：検体検査"．心臓カテーテル介助 スタンダードマニュアル．井上直人 監修．東京，メジカルビュー社，2022，2-6.
2）日本循環器学会．急性冠症候群ガイドライン（2018年改訂版）．https://www.j-circ.or.jp/cms/wp-content/uploads/2018/11/JCS2018_kimura.pdf （2022年12月閲覧）
3）日本循環器学会．ST上昇型急性心筋梗塞の診療に関するガイドライン（2013年改訂版）．2013.
4）日本赤十字社．輸血用血液製剤 取り扱いマニュアル 2018年12月改訂版．https://www.jrc.or.jp/mr/news/pdf/handlingmanual1812.pdf （2022年12月閲覧）

（中村康雄）

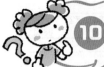

10 「採血データが出たら教えて」って先生が言うけど、何を伝えたらよいの？

- まずは心筋逸脱酵素と心筋マーカーを伝えましょう。
- 検査値では、異常値を中心に見ていくのがよいです。
- 腎機能をはじめ、気になるところを見ていきましょう！

急性冠症候群（ACS）や心筋梗塞で異常値を示す心筋逸脱酵素と心筋マーカー

　血液検査のデータでは、急性冠症候群（acute coronary syndrome；ACS）や心筋梗塞があった場合に異常値を示す**心筋逸脱酵素と心筋マーカー**を伝えなければなりません。心筋マーカーとしては高感度トロポニンが推奨されていますが、定性を使用している施設もあると思うので、**陽性か陰性かを必ず伝えましょう**。心筋マーカーは大切な指標なので、検査を実施したスタッフが必ず看護師や医師に伝えてくれると思います。

　心筋逸脱酵素と炎症反応には上昇する順番があり、経過時間によってもわかるので、この情報から発症時間を推定できます。例えば、発症時間から再灌流までの時間が長ければ、心筋梗塞のサイズは大きいと考えられます。

検査値では腎機能をはじめ、気になるところの異常値を見る

　すべてのデータを理解するのは難しいと思いますが、その他には異常値を中心に見ていけばよいと思います（表）[1]。重要なのは、**血清クレアチニン（Cre）値などの腎機能を調べる検査値**です。腎機能に関するデータからリスクとなる造影剤腎症の可能性がわかるため、心臓カテーテル検査・治療を受ける患者さんにはとても大切なデータとなります。造影剤は腎臓に負担をかけるため、最小量で行うように術者は心がけていますが、さらに輸液量の増量もあるかもしれません。

表 ACS の診断におけるバイオマーカーの推奨とエビデンスレベル

	推奨クラス	エビデンスレベル
ACS が疑われる胸部症状を示す患者の早期リスクの層別化に，心筋トロポニン* を測定する	I	C
すみやかに血液生化学検査を施行する	I	C
発症時間が不明な患者では，来院時を発症時間として心筋トロポニン値を評価する	I	A
心筋トロポニンが測定できる条件下では，ACS の診断に CK-MB やミオグロビンは推奨されない	III No benefit	A

* トロポニン T，I

日本循環器学会．急性冠症候群ガイドライン（2018 年改訂版）．
https://www.j-circ.or.jp/cms/wp-content/uploads/2018/11/JCS2018_kimura.pdf．2022年12月閲覧

　感染症に関するデータ入手が間に合えば、施設によっては感染症のある患者さんは最後になります。つまり、感染症のデータは、カテの順番にかかわるデータとなります。

　待てるような状態であれば、ヘモグロビン値による出血、赤血球数などによる貧血、血小板数やプロトロンビン時間などによる凝固などもリスク評価に役立つとは思います。また、糖尿病や脂質異常症は、虚血性心疾患のリスクとなるため、退院後の生活指導や内服などの追加にも関係します。

　もちろん、患者さんの状態によっては採血を待たずにカテ室に入室し、緊急カテとなる場合も多いと思いますが、術中にわかるようであれば、**せめて腎機能の状態がわかる Cre 値は術者に伝えてあげたい**ところです。

> **ひとカテメッセージ**
>
> 心臓カテーテルで治療すると、さまざまな採血データが得られます。カテ治療を受けた患者さんは、それまで気づかなかった病気を抱えていることもあります。虚血性心疾患の予防を行うなかで、脂質異常症や糖代謝異常などの二次予防につながる情報を得られることもあると思います。緊急心臓カテーテル検査・治療のためだけでなく、その後の患者指導をするうえでも血液検査のデータを知ることは大切です。ぜひ、検査データも把握しておきましょう。

● 引用・参考文献

1）　日本循環器学会．急性冠症候群ガイドライン（2018年改訂版）．https://www.j-circ.or.jp/cms/wp-content/uploads/2018/11/JCS2018_kimura.pdf（2022年12月閲覧）

（中村康雄）

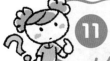

⑪ 緊急カテの穿刺部位ってどこ？

- 緊急カテ、primary PCI時のアクセスルートの第一選択は、橈骨動脈です！
- 造影CT検査を行うときは、右手からのルート確保が望ましいです。
- 鼠径部からのアプローチなど、ほかのアクセスルートも考慮して、準備します。

緊急カテ、primary PCI時のアクセスルートの第一選択は、橈骨動脈

　最初に答えを言ってしまうと、緊急心臓カテーテル治療・検査、primary PCI（再灌流療法として当初からPCIを選択すること）のアクセスルートの第一選択は、**橈骨動脈**です。『急性冠症候群ガイドライン（2018年改訂版）』でも、推奨クラスⅠ・エビデンスレベルAと最高クラスで推奨されています（表）[1]。とくに慣れていない術者でなければ、橈骨動脈でのアプローチが推奨されます。そのため、基本的には橈骨動脈でのアプローチで行うことが多いでしょう。アプローチの左右については、施設や術者の考えもあるので、自施設での決まりを確認しておきましょう。

　しかし、どちらの手でもよいということであれば、術前に大動脈解離の否定のために造影CT検査を行うことが多く、解剖学的な見地から右手からの造影が

表 Primary PCI時のアクセスルートに関する推奨とエビデンスレベル

	推奨クラス	エビデンスレベル
経橈骨動脈アプローチに経験豊富な術者の場合，経大腿動脈アプローチよりも経橈骨動脈アプローチを選択する	Ⅰ	A

日本循環器学会. 急性冠症候群ガイドライン（2018年改訂版）.
https://www.j-circ.or.jp/cms/wp-content/uploads/2018/11/JCS2018_kimura.pdf. 2022年12月閲覧

基本となるので、**できれば右手からのルート確保が望ましいでしょう**。右手にルートを確保しても、橈骨動脈、上腕動脈アプローチでの冠動脈造影（coronary angiography；CAG）、経皮的冠動脈インターベンション（percutaneous coronary intervention；PCI）ができないことはなく、実際にあまり気にしない術者も多くみてきましたし、手技のうえでもとくに問題はなさそうでした。

止血と点滴で考慮しなければならないこと

　少し考慮しなければならないのは、**止血と点滴**です。止血をする際に、刺入部と止血部位が重なると、止血に用いるTRバンドなどにより点滴を抜去しなければならなくなることもあります。このため、橈骨動脈、上腕動脈アプローチの際には予測される穿刺部にかかるような場所を避けてルート確保してもらえると、本当はありがたいのかなと思います。

　もう一つ考慮しなければならないのは、**点滴が滴下しなくなり、抜針して取り直すこと**があります。とくに上腕動脈アプローチに急遽変更になった場合、止血用圧迫帯（止血用カフ）（ゼメックス止血システム とめ太くん®）などの止血デバイスを使用すると上腕を締め付けるため、点滴が滴下しなくなってしまうことも多くあります。もし滴下していても浮腫を助長することが考えられるため、できれば違う側の手にして取り直すことが望ましいと思います。

使用されることが多い鼠径部からのアプローチ

　さて、橈骨動脈アプローチが第一選択なのですが、実際に緊急で行われるPCIでは、次のステップも考えなければなりません。もし、緊急カテ中に循環動態が破綻するなどして、大動脈内バルーンパンピング（intra-aortic balloon pumping；IABP）や経皮的心肺補助法（percutaneous cardiopulmonary support；PCPS）、Impella補助循環用ポンプカテーテル（インペラ）の挿入となったら、鼠径部からのアプローチが必要となります。また、徐脈などにより、一時的なペースメーカの挿入が必要となったら、やはり鼠径部（施設や術者により内頸動脈など）からのアプローチも必要となります。

　PCI自体は橈骨動脈で施行されるとしても、とくに鼠径部からのアプローチは使用されることが多いです。そのため、時間があるようでしたら、準備することをお勧めします！ 剃毛や、バルーンカテーテル留置、採尿器のセッティン

グなど、自施設の決まりを確認して、**アプローチ部位の追加や変更に、すぐに**
対応できるようにしておきましょう。

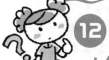

またまた筆者の経験ですが、ある緊急カテで左冠動脈主幹部（left main trunk；LMT）が責任病変でした。そのままPCIとなりましたが、術中に急変し、一次救命処置（basic life support；BLS）が開始されました。薬剤が次々と投与されましたが、医師が「床に水たまりができている、これは何？」と確認したところ、急変時の体動時かBLS時かわかりませんが、点滴が抜けてしまっていました。術中は点滴の確認はもちろん、確実な投与のために鼠径部からの静脈路確保も一考しなければならないと考えさせられました。……あと、やはり人数はたくさんほしい！

●引用・参考文献
1）　日本循環器学会．急性冠症候群ガイドライン（2018年改訂版）．https://www.j-circ.or.jp/cms/wp-content/uploads/2018/11/JCS2018_kimura.pdf（2022年12月閲覧）

（中村康雄）

12 急性心筋梗塞"ならでは"の冠動脈って？

- 冠動脈が詰まる原因はいろいろあるため、急性心筋梗塞を起こしやすい冠動脈の"かたち"というのはとくにありません。
- 血栓で詰まっているのが強く疑われる冠動脈造影の"見た目"としては、「カニ爪様の閉塞」と表現される造影像があります。
- 急性心筋梗塞"ならでは"の冠動脈の特徴としては、"かたち"ではなく造影像の"見た目"に注意しましょう。

急性心筋梗塞を起こしやすい冠動脈の"かたち"は、あまりない

急性心筋梗塞になりやすい特徴的な冠動脈の"かたち"などは、あまりありません。冠動脈に動脈硬化ができ、その動脈硬化が破綻してその部分に血栓ができあがることが、多くの急性心筋梗塞の原因になります。動脈硬化が大きくなって、それが血管を塞ぐのではなく、動脈硬化が破綻することによって、血栓ができあがるのですね。

その他にも、冠動脈が詰まる原因はいろいろあります。心臓内でできた血栓が冠動脈に飛んでいって詰まることもあります。また、冠動脈が異常に凸凹と瘤化することがありますが、血管内腔が凸凹しているためか血流に乱流が発生し、血栓を形成することもあります。

このように、急性心筋梗塞を起こす原因はさまざまであり、急性心筋梗塞を起こしやすいもともとの冠動脈の"かたち"というものはあまり言われていません。

血栓で詰まっているのが強く疑われる冠動脈造影の"見た目"は、「カニ爪様の閉塞」

ただ、血管が詰まってしまったときに、血栓で詰まっているのが強く疑われる冠動脈造影像の"見た目"はあります。

詰まっている部分を見てみると、造影されていない部分は丸く、造影されている部分はまるでカニの爪のように2本飛び出て見えることから、「**カニ爪様の閉塞**」と表現される"見た目"があります（図）。これは、**急性心筋梗塞のときの血栓閉塞"ならでは"の冠動脈造影像**といえるのかと思います。

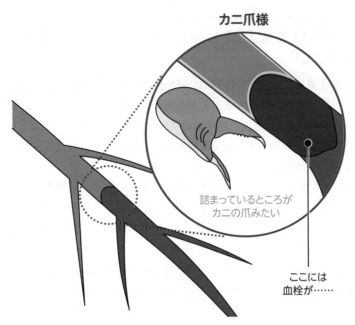

カニ爪様

詰まっているところが
カニの爪みたい

ここには
血栓が……

図「カニ爪様の閉塞」と表現される冠動脈造影像

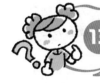
ひとカテ
メッセージ

急性心筋梗塞 "ならでは" の冠動脈の特徴としては、「カニ爪様の閉塞」の造影像の "見た目" に注意しましょう。

（野崎暢仁）

⓭ 急性心筋梗塞を起こした冠動脈は、バイタルサインに影響するの？

- 急性心筋梗塞を起こした場合、心臓の動きが悪くなってしまいます。
- 心臓の動きが悪くなると、血液が精一杯拍出されなくなり、バイタルサインに大きな影響を与えます。
- 血圧（血行動態）などバイタルサインの見方を理解して、少しの変化も見逃さないようにしましょう。

心筋が一部壊死した状況では全力で血液を送り出せない

バイタルサインにもいろいろありますが、ここでは主に血圧（血行動態）について お話しします。私たちが普段みている血圧は、さまざまな要因が合わさって生み出されています。そのなかには心収縮力も含まれます。

まず、「心臓が精一杯の力で全力で血液を送り出すことができているか？」について考えてみましょう。急性心筋梗塞により心筋が一部壊死した状況では、100％の力を出しきって血液を送り出すことはできないでしょう。その状況では心拍出量も落ちてしまいますので、収縮力が落ちた分を心拍数で補っている場合もあります。

心臓の働きを心拍出量の計算式で理解する

心臓は1回に拍出できる量を補うため、心拍数を上げてなんとか1分間あたりの拍出量を維持するような働きもします。心拍出量を求めるときに使う**SV（一回拍出量）× HR（心拍数）＝心拍出量（CO）**という計算式では、**一回拍出量は心臓が1回の収縮でどれくらい血液を送り出すことができるのかを表します**（図1）。

一回拍出量を決める要因は、前負荷、後負荷、心収縮力です（図2）。前負荷は、心臓に返ってくる量を表します。後負荷は、末梢血管の締まり具合を示し

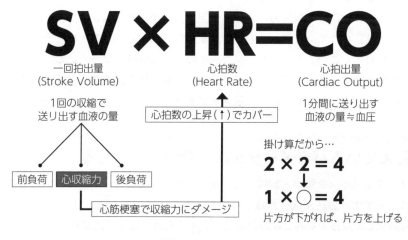

図1 心拍出量の計算式

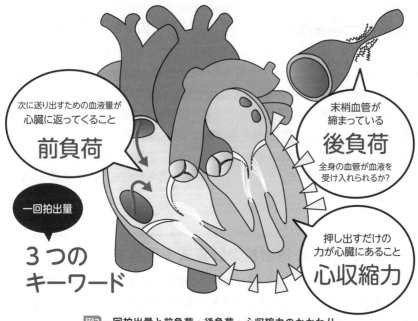

次に送り出すための血液量が
心臓に返ってくること
前負荷

末梢血管が
締まっている
後負荷

全身の血管が血液を
受け入れられるか?

一回拍出量

**３つの
キーワード**

押し出すだけの
力が心臓にあること
心収縮力

図2 一回拍出量と前負荷・後負荷・心収縮力のかかわり

ます。後負荷が高いと、心臓はより強い力で血液を送り出さないといけなくなるので、心収縮力が落ちた状況では大変厳しくなりますね。ちなみに、ショックのような状態の悪い状況になれば、末梢血管が締まって後負荷が上がって、また悪循環になってしまいます。

前負荷、後負荷、心収縮力によって一回拍出量が決められますが、これに心拍数が掛け算されています。一回拍出量が落ちれば、心拍数を上げて落ちた分が補われます。このことからも、ショックのときに頻脈になっていることが多いとわかります。**急性心筋梗塞でも、心拍数が高い場合は重篤な状況であることを示していることがあるので、注意が必要です。**

見えているパラメータを組み合わせて考える

バイタルサインを監視・観察（モニタリング）するとき、血圧の数字にとらわれがちです。**血圧が低ければもちろん重篤な状況である場合が多いですが、心拍数などで血圧をなんとか維持している場合もあります（代償機序）**。血圧があるからといって安心してはいけません。

また、バイタルサインは一つのパラメータだけでなく、見えているたくさんのパラメータを合わせてモニタリングします。何か一つでも気になるパラメータがあれば、「今どのような状況なのか？」「この後どうなることが予測されるか？」といったことも考えないといけませんね。

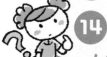 急性心筋梗塞のときのバイタルサインは、刻一刻と変化していきます。心収縮力が落ちている急性心筋梗塞の状態では、重篤な状態から立ち戻るのが非常に困難な状況になりかねません。少しの変化も見逃さないように、モニタリングしましょう。

(野崎暢仁)

⑭ 再灌流障害って何のこと？

- 急性心筋梗塞に対する最初の経皮的バルーン血管形成術（POBA）・血栓吸引には気をつけて！
- 胸痛の出現と心電図変化に注目しよう！
- 除細動器をいつでも使えるようにして、薬剤はアドレナリンやアミオダロン、アトロピンを準備します。

急性心筋梗塞に対する最初の経皮的バルーン血管形成術（POBA）・血栓吸引には気をつけて！

再灌流障害とは、虚血が起こり心筋細胞に不可逆的障害が生じた後に、血流が再開して心筋障害が増悪することをいいます。そのため、急性心筋梗塞で経皮的冠動脈インターベンション（percutaneous coronary intervention；PCI）を行う場合、**再灌流障害は最初の経皮的バルーン血管形成術（percutaneous old balloon angioplasty；POBA）・血栓吸引で起こす可能性の高い合併症です。**

血流の再開後に心筋障害が増悪する理由

虚血によって心筋障害が起こったのに、なぜ血流が再開するとさらに心筋障害が増悪するの？

虚血により心筋細胞の細胞膜の透過性が亢進し再灌流した後には、カルシウムイオンの過剰な流入や活性酸素の増加・蓄積により毒性物質が惹起され、細胞内膜や細胞内蛋白を障害し、心筋細胞壊死が起こります。

再灌流障害には油断禁物！

再灌流障害は血流が再開したときに起こるので、病変にガイドワイヤーが通過したときや、抗血小板薬の効果により血流が再開したときにも、起こる可能性があります。つねに油断は禁物です。

胸痛の出現と心電図変化に注目しよう！

再灌流障害はさまざまな症状を引き起こします。胸痛の増強や血圧低下、心室細動や心室頻拍、高度な徐脈など、致死性の不整脈を起こすことがあります。また、心筋細胞壊死が進むことで、心電図のST上昇を認めることもあります。再灌流障害の早期発見や致死性不整脈へのスムーズな対応、患者さんの不安の軽減を図るためにも、急性心筋梗塞に対する最初のPOBA・血栓吸引を行うときは、**胸痛の出現と心電図変化**にとくに注目しておきましょう。

除細動器すぐ使える？ 薬剤の準備は？

再灌流障害は胸痛の増強や血圧低下、心室細動や心室頻拍、高度な徐脈などを起こすことから、急変対応が求められることもあります。最初のPOBA・血

column

急な心室細動（VF）に注意

 えー!! 急にVF(心室細動)ー!! なんでー？

突然の不整脈や胸痛で慌てないよう、手技や画像にも注目し、「もしかしたら、再灌流障害が起こるかも」と予測しておきましょう。

栓吸引を行うときはいつでも除細動器が使えるよう準備しておきます。また、右冠動脈の急性心筋梗塞では高度な徐脈に陥ることもあるので、体外式ペースメーカも使用できるよう準備しておきましょう。

　薬剤の準備は、致死性不整脈に備えてアドレナリンやアミオダロン、また高度な徐脈が起ることもあるのでアトロピンなども準備しておきましょう。

> **ひとカテ メッセージ** 再灌流の瞬間は「何かが起こる！」と思って患者さんとモニターを見つめる看護師は、チームからも認められる「できる人」なはず。

●引用・参考文献
1) 日本循環器学会. 急性冠症候群ガイドライン (2018年改訂版). https://www.j-circ.or.jp/cms/wp-content/uploads/2018/11/JCS2018_kimura.pdf （2022年12月閲覧）

（湯面真吾）

 **15 緊急カテで起こりうる患者さんの変化を教えて！**

● 緊急カテは急性心筋梗塞、不安定狭心症などで行います。

- ACSでの緊急カテでは、致死性不整脈、心原性ショック、スローフロー／ノーフローなどの合併症が起こりえます。
- 不整脈や心拍出量の低下、再灌流障害による急変などの合併症を予測して準備し、即対応しましょう！

急性心筋梗塞、不安定狭心症などで行う緊急カテ

　緊急心臓カテーテル検査・治療を行う疾患はさまざまですが、ここでは急性心筋梗塞、不安定狭心症についてお話しします。急性心筋梗塞と不安定狭心症の2つを合わせて、急性冠症候群（acute coronary syndrome；ACS）と呼びます。**ACSは、冠動脈粥腫の破綻と血栓形成により冠動脈が閉塞したり、高度狭窄により心筋に十分な血液が届かず心筋虚血を起こしたりする状態です**（図）。そのため、強い胸痛や致死性不整脈を起こすこともあり、突然死の原因となることもあります。

　また、心筋虚血により心臓の血液を送り出すという働きが極端に悪化し、**心原性ショックや重症心不全に陥る可能性もあり、早急な治療を必要とします**。治療としては、閉塞した冠動脈を開通させ、心筋に血液を送り届けるための経皮的冠動脈インターベンション（percutaneous coronary intervention；PCI）や心臓の働きを助けるための大動脈内バルーンパンピング（intra-aortic balloon pumping；IABP）、体外膜型人工肺（extracorporeal membrane oxygenation；ECMO）、Impella補助循環用ポンプカテーテル（インペラ）といった補助循環

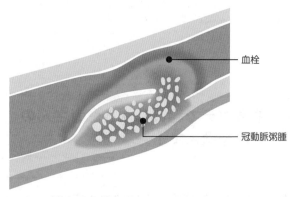

血栓

冠動脈粥腫

図　急性冠症候群（ACS）の発症イメージ

装置の導入などがあります。

ACSでの緊急カテでは、致死性不整脈、心原性ショック、スローフロー／ノーフローなどの合併症が起こりうる

　まず、ACSによって起こりうる合併症には、**致死性不整脈として心室細動、心室頻拍、高度徐脈**などがあります。また、心拍出量の低下により心原性ショックや重症心不全となることもあり、バイタルサインや呼吸状態、末梢冷感の有無などの観察も重要です。

　胸痛についても、心筋酸素消費量の増加や虚血部位の拡大、不整脈の出現につながります。胸痛をそのままにすると強い不安を引き起こし迷走神経反射の原因となる場合や、せん妄を起こす場合もあるため、塩酸モルヒネなどの投与により、鎮痛に努める必要があります。緊急カテで起こりうる合併症としては、前述した**再灌流障害の発生**が多く、その他にも十分な情報がそろわない状態でPCIとなる場合も多いため、造影剤によるアナフィラキシー反応の出現や造影剤腎症なども待機的なPCIと比べると起こしやすいといえます。

　また、やわらかい粥腫に対するPCIとなるため**スローフロー／ノーフロー(slow flow/no-flow) の状態**にもなりやすいといえます。スローフロー／ノーフローとは、PCIを行うことで粥腫や血栓が閉塞部位よりも末梢へ流れて末梢血管を詰まらせた状態で、PCIを行った部位は開通しているにもかかわらず心筋へ血液が流れなくなった状態をいいます。この場合も、胸痛が出現したりST上昇や不整脈が出現したりすることもあり、注意が必要です。

不整脈や心拍出量の低下、再灌流障害による急変などの合併症を予測して準備し、即対応する

　急性冠症候群（ACS）では、不整脈や心拍出量の低下、再灌流障害による急変が起こりやすく、**心肺蘇生が必要となる場面もあります**。そのため急変に即対応できるように、胸骨圧迫や人工呼吸への心構えや除細動器の準備、心肺蘇生に必要なアドレナリンやアミオダロンなどの薬剤の準備も必要になります。

　また、バイタルサインや心電図の観察はもちろんですが、冠動脈造影（coronary angiography；CAG）や血管内エコー法（intravascular ultrasound；IVUS）からもスローフロー／ノーフローを起こす予測ができるため、チームで情報共有

を行うことも重要です。スローフロー／ノーフローを起こした場合には、ニトロプルシド50〜60μgを冠動脈内に投与することがあります。ニトロプルシドを希釈して使用するので、希釈方法などはあらかじめ決めておくとよいでしょう。

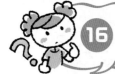
急性冠症候群（ACS）と非常に似た症状で、たこつぼ型心筋症という疾患があります。たこつぼ型心筋症は冠動脈に異常がなく、とくに治療をしなくても治癒することが多いといわれています。しかし、収縮機能が低下して心不全に陥ることもあるため、「"たこつぼ"かぁ……」と安心するのではなく、注意が必要です。

●引用・参考文献
1) 日本循環器学会. 急性冠症候群ガイドライン（2018年改訂版）. https://www.j-circ.or.jp/cms/wp-content/uploads/2018/11/JCS2018_kimura.pdf（2022年12月閲覧）

（湯面真吾）

⑯ カテ室での救命処置って、どうしたらよいの？

- 「急変です！ 誰か来てください！」と迷わず大声で人を集めましょう。
- まずは落ち着いて胸骨圧迫と人工呼吸など一次救命処置を行います！
- 救命処置は通常同様、一次救命処置（BLS）、二次救命処置（ACLS）の流れで行います。

カテ室では、「急変です！ 誰か来てください！」と迷わず大声で人を集める

　患者さんが心肺停止に陥った場合は、多くのマンパワーが必要です。皆さんの施設では通常の心臓カテーテル検査・治療でも、心肺蘇生が行えるだけの十分なマンパワーが確保されているでしょうか？ 心肺蘇生には、胸骨圧迫、人工

呼吸、除細動、投薬、記録など、さまざまな処置を同時に行う必要があるため、より多くのマンパワー確保が必要となってきます。緊急コールなどの設備がない心臓カテーテル室では、**「急変です！　誰か来てください！」** と迷わず大声で人を集めましょう[1]。

まずは落ち着いて胸骨圧迫と人工呼吸など一次救命処置を行う

助けを呼んだら、次は一次救命処置です。**質の高い胸骨圧迫と人工呼吸を行います**[1]。質の高い胸骨圧迫としては、下記のような手順で行います。

①手のひらの付け根を、傷病者の胸部中央（胸骨の下半分）に置く。
②100〜120回/分のテンポで胸骨圧迫を実施する。
③胸骨は少なくとも5cmは圧迫する。胸骨圧迫の深さを測る器具などがあれば、6cmを超えないように胸骨圧迫を行う。
④胸骨圧迫を行うたびに、胸郭を完全にもとに戻す。
⑤胸骨圧迫の中断時間を最小限にする。
⑥胸の上りを伴う効果的な人工呼吸を行い、過換気を避ける。

また、**心室細動や無脈性心室頻拍では、除細動が必要になります**。除細動器の準備はもちろんですが、AED時などに使用する電極パッドを貼っておくと迅速に除細動を行うことができます。

救命処置は通常同様、一次救命処置（BLS）、二次救命処置（ACLS）の流れで行う

救命処置は基本的には通常の救命処置と同じで、一次救命処置（basic life support；BLS）、二次救命処置（advanced cardiac life support；ACLS）の流れで行います。また、カテ室は救命処置に用いる機材が揃っており、補助循環装置なども使えるため、ECMOを用いた体外循環式心肺蘇生（extracorporeal cardio-pulmonary resuscitation；ECPR）も行えます。

マンパワーという面でさまざまな職種が協働していることは、カテ室の強みでもあります。この強みを生かすためにも、カテ室での救命処置では**「心停止**

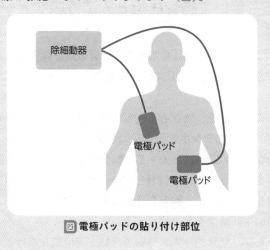

column

電極パッドを貼り付けるときのコツ

カテ室で除細動器を使用するときは、電極パッドのケーブルを体の外側になるように貼ると、カテ時のX線写真に写りにくくなるとともに、その後も治療の邪魔になりにくくなります（図）。

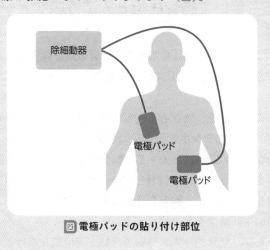

図 電極パッドの貼り付け部位

が突然起こったときにどのように行動すべきか」について、各職種のスタッフ間であらかじめ役割分担をしておくとよいでしょう。

**ひとカテ
メッセージ**

心停止の患者さんに心肺蘇生と除細動を行い、頸動脈による脈拍チェック……、でも医師から「動脈圧が表示されているから、脈を見なくてもわかるよ」と冷たい一言。……そうなんです。カテ室は動脈圧もモニタリングできるので、脈の触知はいらないんです。

●引用・参考文献
1）American Heart Association. BLSプロバイダーマニュアル AHAガイドライン2020準拠. 東京, シナジー, 2021, 120p.
2）日本循環器学会. 急性冠症候群ガイドライン（2018年改訂版）. https://www.j-circ.or.jp/cms/wp-content/uploads/2018/11/JCS2018_kimura.pdf（2022年12月閲覧）

（湯面真吾）

62

17 急性心筋梗塞のときに血管を閉塞している血栓って、どんなもの？

- 治療の過程から、血栓がどのようなものなのかを考えてみましょう。
- 冠動脈造影検査で血栓が確認されたら、血栓を吸引することもあります。
- 血栓の成分には、赤血球や血小板、フィブリン、好中球などが含まれます。

急性心筋梗塞では、血栓を吸引することもある

急性心筋梗塞のとき、**冠動脈造影検査で血栓が確認されたら、まずは血栓を吸引することもあります**。血栓吸引は、血栓吸引カテーテルを用いて行います。血栓の存在する場所にカテーテルを挿入して、大きめのシリンジで陰圧をかけます。そうすると、血栓がカテーテルの中に吸い込まれていきます。

吸引された血栓には、赤色血栓や白色血栓が回収されている

急性心筋梗塞のときの冠動脈には、どのような血栓が詰まっているのでしょうか。多くの血栓は形がしっかりしていることが多く、一気にすべてを吸い取ることはできません。まずは吸引をある程度までかけて、血流を再開させます。血栓吸引カテーテルによって吸引された血栓には、赤色血栓や白色血栓が回収されています。血栓の成分には、**赤血球や血小板、フィブリン、好中球**などが含まれます。

血栓が多量にあるときは、バルーンを拡張して治療する

血栓が多量にあるときは、風船（バルーン）を長めに拡張するときがありま

す。それによって、血栓を血管に押さえ込み圧縮させます。また、ときには風船に刃のついたスコアリングバルーンを使って血栓を砕くこともあります。血栓吸引のときも、この風船の拡張のときも、**血栓が細かく砕けて末梢に流れる可能性があるため、心電図や症状の変化に注意しましょう。**

その後にステント留置をする場合、留置した後のステントの中が気になるところです。ステントは網目の形をしていますが、血栓の内側にステントを留置すると、このステントの網目からムニュっと血栓が突出していることがあります。これはプロトルージョン（protrusion）と呼ばれ、ステントの中で風船により高い圧力をかけて押さえつける必要があります。この突出した血栓も後になって末梢に流れる可能性があるので、カテーテル治療の終了後も注意が必要です。

冠動脈閉塞部位に多量の血栓があるときは、血栓溶解療法を行う

ときどき経験する症例として、冠動脈閉塞部位に多量の血栓が存在することがあります。この場合、血栓吸引や風船で治療しても多量の血栓が冠動脈に残り治療が困難な場合もあります。また、無数に穴が開けられたマイクロカテーテルを使い、血栓溶解療法（血栓を溶かす治療）を行うこともあります。

それでも血栓が多量に残っている場合は、血流が得られた状況でいったんカテーテル治療を終了します。薬剤とともに抗凝固療法を行った数日後に再度、冠動脈造影検査を行い、血栓の消失を確認することもあります。

ひとカテ
メッセージ　急性心筋梗塞のときの血栓はしっかりとした形をしていることが多く、まずはこの血栓をできる限り少なくする治療を行います。

（野崎暢仁）

18　緊急カテでの多職種の役割を教えて！

● 心臓カテーテル室では、一つの症例に複数の職種のスタッ

フがかかわります。
- 患者受け入れ時には、情報の伝達が重要です。
- 入室時には、スタッフ全員が手分けをしながら準備します。
- 検査・治療中には、職種間で担当する視点を決めて専門分野を担いますが、職種に関係なく助け合うことも大切です。

患者受け入れ時の重要ポイントは情報

　緊急心臓カテーテル検査・治療のとき、まずとても重要なことは迅速な患者さんの受け入れです。救急搬入されて緊急カテーテルが決定した瞬間から、心臓カテーテル室の準備が始まることでしょう。そのときに重要なポイントは**情報の伝達**です。患者さんの性別、身長体重、症状、訴え、心電図の変化、血圧、重症度、そして何分後に準備が整うかなどについての情報を、いかにできるかぎり詳細に、かつ効率的に受け取れるかが、その後の受け入れ準備にもかかわってきます。救命救急室スタッフとカテ室スタッフの連携がとても大切ですね。情報を受けとったカテ室スタッフが、情報をすべてのスタッフに伝えることも重要です。

患者入室時の準備はスタッフ全員で話し合って行う

　カテ室看護師は、ルーティンでも使う薬剤と緊急薬剤、気管内挿管や抑制、そして記録などについて準備します。診療放射線技師は、放射線装置の準備はもちろんのこと、急変に備えて環境整備などを行います。臨床工学技士や臨床検査技師は、ポリグラフや血管内超音波装置の準備などルーティンの準備だけでなく、除細動器や人工呼吸器、経皮的心肺補助法（percutaneous cardiopulmonary support；PCPS）、大動脈内バルーンパンピング（intra-aortic balloon pumping；IABP）などで用いる生命維持管理装置の点検・準備なども行います。これらの準備については、施設で**「誰が何をするのか」**についてあらためて話し合うのがよいかもしれません。

　患者さんがカテ室に入室したときには、とにかく急いで準備します。モニタリング（心電図、非観血血圧〔non-invasive blood pressure；NIBP〕、SpO_2）、

消毒、カテ台まわりの環境整備、そしてドレーピングまでをカテスタッフ全員で手分けして行います。

検査・治療中は職種間で担当する視点を決める

心臓カテーテル検査・治療中は、看護師が患者状態の観察、臨床工学技士と臨床検査技師がモニタリング、診療放射線技師が全体を見渡すなど、**それぞれの職種が主に担当する視点を決めておく**のもよいでしょう。ただし、これにこだわりすぎず、見逃しのないようにしておくことも大切です。

患者さんの状態が悪化したときには、それぞれの専門分野を責任をもって担うことになります。とくに看護師は薬剤の準備・投与、臨床工学技士は補助循環など生命維持管理装置の準備・導入、診療放射線技師は続行する経皮的冠動脈インターベンション（percutaneous coronary intervention；PCI）のサポートと蘇生処置などを行います。自身の責任をまっとうすることも大切ですが、「**ほかの職種が何をしているのか？」について把握する**ことも大切です。あらゆるところからあらゆる内容の指示が飛び交うことが想像されます。そのときに「果たして今、指示を出す相手が何をしているのか」を把握していないと、相手のするべき優先順位が崩れてしまうことがあります。「今、あの人はこれをしているから自分はこれをする」というように、**相手のことを考えて行動することがチームワークを強化する秘訣になる**と思います。

どの職種が対応してもよいことは、職種に関係なく助け合う

患者さんの状態が悪いときの対応は、カテチームのそれぞれの職種が専門分野で責任をもって対応するのがもっとも大切ですが、**どの職種が対応してもよいことは、職種に関係なく助け合う**ことが大切です。そのためには、職種間で連携をとることがカギとなってきます。これは即席では難しいものです。緊急処置をテーマとした**シミュレーションなどを通じて、まずは自身の責任やほかの職種の行動を確認する**ことが必要なのかもしれません。

どの職種が何の役割を担うのかは、患者さんの状況やカテスタッフのスキルなど、そのときのシチュエーション、それぞれの施設の環境・状況によって異なります。事前に話し合ったり、取り決めたりしておくことも大切だと思います。

とくに緊急カテのときには、多職種ならではのチカラが発揮されます。患者さんの救命はチームワークで対応し、それぞれの職種のチカラを合わせて緊急カテーテルを行いましょう。それぞれの職種がお互いをリスペクトし理解していることが、よいチームの証となります。

（野崎暢仁）

19 申し送りでは何を伝えたらよい？
（カテ室→集中治療室）

- 集中治療室への申し送りにも、I-PASSは使えます。
- 「継続した看護を行うために相手がどんな情報を必要としているか」を考えて、申し送りをしましょう。
- 機器の設定、観察や介入のポイントなど、カテ後の看護に役立つ申し送りを心がけます。
- 専門用語は控えめにして、誰にでもわかりやすい言葉で正確に申し送りをします。

集中治療室への申し送りにも、I-PASSは使える

　集中治療室への申し送りにも"愛のパス"は活用できます。I-PASS[1, 2]を活用した申し送り内容について、表に示します。

　しかし、ここでも電子カルテ、心臓カテーテル記録、クリニカルパスなどで明確になっている情報については、あえて口頭で申し送る必要はないと思います。「継続した看護を行うために相手がどんな情報を必要としているか」を考えて、申し送りを行いましょう。

機器の設定や集中治療室で観察や介入が必要な点を簡潔に申し送る

　心臓カテーテル治療後には、輸液ポンプや補助循環、一時ペーシング、場合

表 I-PASSを活用した申し送り内容（カテ室→集中治療室）

	I-PASS	内容	集中治療室への申し送り
I	Illness severity	疾患の重症度	・患者さんの状態は、安定または不安定 ・心原性ショック、不整脈など
P	Patient summary	患者のサマリー	・発症時間、症状、バイタルサイン、治療部位、治療経過、穿刺部位 ・挿入されているチューブ類 ・身体的・精神的状況 ・家族の来院状況、連絡先
A	Action list	やることリスト	・止血の方法 ・薬剤投与、処方 ・検査
S	Situation awareness and contingency planning	状況把握と不測の事態の想定	・予測される合併症
S	Synthesis by reviewer	受け手の総括	・申し送りを受けた人の復唱 ・質問

によっては人工呼吸器など、さまざまな機器が装着されていることもあります。**各種機器の設定などについては、心臓カテーテル室看護師と集中治療室看護師で確認しておきましょう。**

　シースなどが挿入されている場合は、挿入されている部位が動脈なのか静脈なのかによって、動脈であれば動脈圧をモニターに表示することができますし、静脈であれば輸液ルートとして使用できる場合があります。接続間違いなどを起こさないためにも、わかりやすく表示し、確実に申し送る必要があります。

　繰り返しになりますが、継続した看護を行うために相手がどんな情報を必要としているかを考えることは非常に重要です。例えば、胸痛などの症状が残っている場合は症状緩和に努めてもらう必要がありますし、認知症のある患者さんや不安がとても強い患者さんはせん妄を起こす危険性もあります。また、呼吸状態の変化があれば、心不全を合併していることも予測できます。**集中治療室でとくに注意して観察してほしい点や介入が必要な点をまとめ、簡潔に申し送ることを心がけましょう。**

専門用語は控えめにして、わかりやすい言葉で正確に申し送る

　カテ室は略語や専門用語など、カテ室特有の用語が非常に多くあります。これらの用語を申し送りで使用すると、せっかく伝えた情報もうまく伝わらない

場合があります。**誰にでもわかりやすい言葉で正確に申し送ることも、カテ室看護師の技術の見せどころです**（図）。

イキってるカッコ悪い申し送り

6ジャスにアスピレーションを行った後、リパーフュージョンでフィブって……

DC1発でサイナスに戻りました。

でも、ブイ結構出てますから、気をつけてください。

カテ室看護師

集中治療室看護師

専門用語が多くてわかりにくい……

スマートでカッコいい申し送り

6番入口部に血栓吸引を行った後、再灌流障害で心室細動になって……

除細動1回で洞調律に戻りました。

でも、心室期外収縮も頻発してますから、気をつけてください。

カテ室看護師

集中治療室看護師

わかりやすくて丁寧！

図 申し送りのポイント（カテ室→集中治療室）

ひとカテ メッセージ

看護師あるある 「あっ、大事なこと申し送るの忘れてた！」って、お風呂に入っているときに思い出す。大切なことはメモしましょう。

カテ室看護師あるある 滅菌ガウンの腰ひもについている紙をメモ紙にする。

●引用・参考文献
1) うちの凸凹：外科医の父と看護師の母と発達障害の3人姉弟. みんなに知って欲しい「申し送り」の技術. https://ameblo.jp/titti2020/entry-12654384058.html（2022年12月閲覧）
2) 踊る救急医. Antaa Slide：申し送り Handoff I-PASSのまとめ. https://dancing-doctor.com/2020/12/07/antaa-slide-ipass/（2022年12月閲覧）

（湯面真吾）

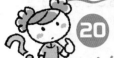

20 申し送りでは何を伝えたらよい？

（集中治療室→カテ室）

- 患者状態の申し送りは絶対に忘れないようにする。
- I-PASSを意識すると、要点をまとめて申し送りできます。
- 情報を待つのではなく、積極的に情報収集に向かいましょう。

患者状態の申し送りは絶対に忘れない

患者状態

　同じ急性冠症候群（acute coronary syndrome；ACS）の患者さんでも、**バイタルサインが安定している患者さんもいれば、心肺停止の状態で心臓カテーテル室に搬入される患者さんもいます**。心肺停止の状態ですと、心肺蘇生や補助循環の準備が必要となります。場合によっては、カテ室の準備を待たずに搬入されるときもあります。心肺停止でなくても状態が不安定な患者さんでは、薬剤の準備や補助循環、一時ペーシングなどが必要な場合があります。

心電図などで予測される梗塞部位

　下壁梗塞など右冠動脈の病変が疑われる場合には徐脈となっていることが予測されますし、前壁中隔、広範囲前壁では左前下行枝の病変が考えられ、心原性ショックに備えて補助循環や昇圧薬などが必要となります。

　また、右室梗塞では右室から左心系への血液の送り出しが減少するため、輸液により循環血液量を維持しなければなりません。このように、**梗塞部位によってもカテ室での準備は変わってきます**。

患者さんの同定

　患者さんには、同姓同名の人やよく似たお名前の人がいらっしゃいます。患者さんを取り間違えると大きな医療事故にもなりかねません。そのため、氏名だけ

ではなく、生年月日や患者IDなどを集中治療室とカテ室でしっかり確認しましょう。患者さんがお話しできる場合には、自ら名乗ってもらえるとベストです。

行った処置、残っている処置

救急記録などで閲覧できるものがあればあえて申し送りを行う必要はありませんが、残っている処置などがある場合は申し送りが必要です。例えば、追加の血液検査のためにシース挿入後に採血すると医師から指示があった場合や、抗血小板薬のloading dose（負荷投与）などが行えていない場合は、カテ室で行う必要があります。

家族の来院状況、連絡先

どうしても後回しになってしまう情報ですが、カテ室で家族を含めた看護を行う際に、家族の来院状況や連絡先は非常に重要な情報となります。また、患者さんが急変してしまった場合には、インフォームド・コンセントやほかの処置の同意が必要になります。心臓カテーテル検査・治療の同意状況も含め、申し送りをしておきましょう。

I-PASSを意識して、要点をまとめて申し送りをする

申し送りで何を伝えたらいいかわからない……という人のために、I-PASSという方法をご紹介します[1, 2]。

I-PASSの項目から具体的なカテ室への申し送り内容を挙げました。ここに挙げたすべての内容を申し送る必要はありませんが、カテを受けられる患者さんにとって必要な内容をまとめ、集中治療室からカテ室に"愛のパス"（I-PASS）を送ってください（表）。

情報を待つのではなく、積極的に情報収集に向かう

絶対に忘れてはいけない申し送りのうち、「患者状態（安定または不安定）」と「心電図などで予測される梗塞部位」については、カテの実施が決定した時点で情報伝達ができるとよいでしょう。カテ室スタッフも情報を待つのではなく、積極的に情報収集に向かうと患者状態の把握や救急での準備状況がわかり、スムーズな受け入れが可能になります。

表 I-PASS を活用した申し送り内容（集中治療室→心臓カテーテル室）

I-PASS		内容	心臓カテーテル室への申し送り
I	Illness severity	疾患の重症度	・患者さんの状態（安定または不安定） ・心肺停止、心原性ショックなど
P	Patient summary	患者のサマリー	・氏名、生年月日、患者ID ・発症時間、症状、バイタルサイン、行った処置（チューブ類） ・既往歴、内服歴、アレルギー ・家族の来院状況、連絡先
A	Action list	やることリスト	・残された処置
S	Situation awareness and contingency planning	状況把握と不測の事態の想定	・予測される合併症
S	Synthesis by reviewer	受け手の総括	・申し送りを受けた人の復唱 ・質問

　患者さんへの早急な治療介入や door to balloon time の短縮、情報交換のエラー防止のためにも、**入室時の口頭でも申し送りはできるだけ短く済ませ、救急記録や電子カルテを活用して情報共有を行いましょう。**

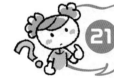

ひとカテ メッセージ ── こわーい顔して申し送りを聞くカテ室看護師さんはいませんか？　入室時のカテ室はとっても忙しい現場ですが、「よくぞカテ室まで安全に患者さんを入室させてくれました」という温かい気持ちで迎え入れましょう。

●引用・参考文献
1）　うちの凸凹：外科医の父と看護師の母と発達障害の3人姉弟．みんなに知って欲しい「申し送り」の技術．https://ameblo.jp/titti2020/entry-12654384058.html（2022年12月閲覧）
2）　踊る救急医．Antaa Slide：申し送り Handoff I-PASSのまとめ．https://dancing-doctor.com/2020/12/07/antaa-slide-ipass/（2022年12月閲覧）

（湯面真吾）

21 急性心筋梗塞後の合併症はどんなもの？

● 急性心筋梗塞後の合併症には、不整脈、心原性ショック、

心不全などがあります。

● 合併症予防のために、観察や日常生活の援助、生活指導を行いましょう。

急性心筋梗塞後の合併症には、不整脈、心原性ショック、心不全などがある

心筋梗塞を起こし壊死した心筋は、もとには戻りません。心筋の一部が壊死してしまうと血液を全身に送り出すポンプの働きが弱くなるため、全身に血液を十分に送り出せなくなり、さまざまな合併症が起こります。急性心筋梗塞後の心筋の状態と合併症発症時期について、図1[1]に示します。

不整脈

虚血により刺激伝導系が障害される場合や、壊死した心筋より異常な電気が発生する場合に、不整脈を起こすことがあります。また、もっとも危険な不整脈である心室頻拍（ventricular tachycardia；VT）と心室細動（ventricular

発症〜3日目ごろ	4日目〜3週間目ごろ	3週間目〜

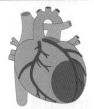 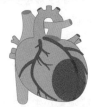 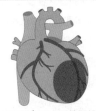

発症24〜36時間は炎症の極期である。壊死を起こした組織は分解され組織崩壊が始まる。

4〜8日目には炎症は消退し、梗塞巣周囲の組織から新生血管、線維芽細胞の増殖が始まる。

3週目ごろからは壊死組織はほとんど吸収され、梗塞巣は線維化が進み、瘢痕化していく。

不整脈

心原性ショック

心不全

心破裂・心室中隔穿孔

図1 **急性心筋梗塞後の心筋の状態と合併症発症時期** （文献1より改変）

73

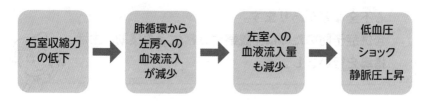

図2 右室梗塞による心原性ショックの発生機序

fibrillation；VF）は、ST上昇型急性心筋梗塞のうち5.7％に発症したとの報告[2]もあります。しかも、そのほとんどがST上昇型急性心筋梗塞発症後48時間以内に生じています。

心原性ショック

　心原性ショックはきわめて死亡率の高い病態です。広範な左室収縮力低下によるものが多いですが、不整脈や循環血液量の減少によるポンプ不全、心筋梗塞後の機械的合併症として心破裂、心室中隔穿孔、乳頭筋断裂による僧帽弁閉鎖不全などに引き続いて起こっている場合もあります。

　右室梗塞では、右室から左心系への血液の送り出しが減少し、それに伴い左室からの心拍出量も減少し、ショック状態を呈します。右室梗塞による心原性ショックの発生機序について、図2に示します。

　来院時にショック状態の患者さんは9％と少ないにもかかわらず、心筋梗塞発症6時間以内には47％、24時間以内には74％に増加することが報告[3]されています。

心不全

　心不全は、「なんらかの心臓機能障害が生じて心ポンプ機能の代償機転が破綻した結果、呼吸困難・倦怠感や浮腫が出現し、それに伴い運動耐用能が低下する臨床症候群」と定義[4]されています。左室心筋の20％以上が梗塞に陥ると心不全の徴候が出現するといわれ、臨床的な病態は低心拍出量と肺うっ血です。

観察や日常生活の援助、生活指導を行う

　心筋梗塞の急性期は、さまざまな合併症を起こすことがあります。合併症を予防、早期発見するために観察するとともに、心臓に負担をかけないように安

静を保持し、それに伴って日常生活も援助する必要があります。心筋梗塞を再度起こさないために、生活指導も行っていきましょう。

12誘導心電図検査の実施と心電図モニターによる不整脈監視

心筋梗塞後に経皮的冠動脈インターベンション（percutaneous coronary intervention；PCI）を行った後、心筋梗塞を再度起こすこともあります。また、心筋梗塞後の状態を知るうえでも定期的に12誘導心電図検査を実施したり、リハビリテーション開始時や胸痛などの症状があったときなどに12誘導心電図検査を行ったりすることは有用です。

不整脈の出現に関しては、一時的な12誘導心電図検査では発見できない場合があるため、心電図モニターによる監視が必要になります。患者さんの活動範囲が拡大すれば、携帯型のモニターや送信機型のモニターを活用し、日常生活動作（activities of daily living；ADL）の拡大の妨げとならないようにしましょう。

血行動態の評価と観察

血行動態については、心拍出量（心臓のポンプ機能の指標）を決定する4つの因子で評価します。心拍出量を決定する4つの因子とは、**心収縮力、前負荷、後負荷、心拍数**です[5]。また、4つの因子の指標として、心収縮力では左室駆出率、心筋壁運動、前負荷では中心静脈圧、頸静脈怒張、出血量、脱水所見、後負荷では血圧、体血管抵抗、心拍数では不整脈があります[5]。

これはバイタルサインだけではなく、心エコー所見や心電図所見、身体所見として末梢冷感、チアノーゼ、浮腫など、総合的に観察する必要があります。

安静の保持と日常生活の援助

活動により心筋酸素消費量を増大させてしまうと、心不全、不整脈、心破裂の発症の可能性が高まります。そのため、心筋梗塞発症後は急激な活動を避け、徐々に活動範囲を広げていくことが大切です。

食事については刺激の強いものは避け、消化のよいものから摂取していきます。清潔に関しても、入浴は水圧により心臓へ負担がかかったり、末梢血管の収縮・拡張が著しく変化したりするため、急激な血圧上昇・下降をきたす恐れがあります。そのため、機械的合併症や失神などによる転倒など、外傷のリスクもあることから、慎重に始めていくべきです。排泄についても同様に、便秘

などで強い怒責を行うと血圧上昇などで機械的合併症を起こすことがあります。そのため、適切な排便コントロールが必要となります。

再発予防に向けた生活指導

看護師による日常生活指導として、入浴、排泄、睡眠など、心臓に負担をかけない方法を患者さんやその家族と検討してみるのもよいと思います。また、食事内容については管理栄養士、内服の重要性については薬剤師、活動については理学療法士や作業療法士と協力し、退院までに計画的に生活指導を進めていくことも大切です。

退院後は、自己管理も非常に重要な内容となります。禁煙、異常の早期発見として胸痛出現時の対応、心不全徴候のセルフモニタリングなども伝え、**異常時の受診行動を促したり、異常を早期発見したりできるように、患者指導を行いましょう。**

> **ひとカテ メッセージ**
> 急性心筋梗塞でPCI後3日目の患者さんのことです。胸痛もすっきりよくなって、「調子もいいから明日退院したいんだけど……」とおっしゃいました。「いやいや、まだ恐い合併症の可能性がありますから……」と思いながらも、患者さんを恐がらせてはいけないというジレンマを感じたこと、ありませんか？

●引用・参考文献
1） 藤野彰子. ナーシングレクチャー 心疾患をもつ人への看護. 東京, 中央法規出版, 1997, 137.
2） Mehta RH, et al ; APEX AMI Investigators. Incidence of and outcomes associated with ventricular tachycardia or fibrillation in patients undergoing primary percutaneous coronary intervention. JAMA. 301(17), 2009, 1779–89.
3） Webb JG, et al. Implications of the timing of onset of cardiogenic shock after acute myocardial infarction: a report from the SHOCK Trial Registry. Should we emergently revascularize Occluded Coronaries for cardiogenic shock? J Am Coll Cardiol. 36(3 Suppl A), 2000, 1084-90.
4） 日本循環器学会. 急性冠症候群ガイドライン（2018年改訂版）. https://www.j-circ.or.jp/cms/wp-content/uploads/2018/11/JCS2018_kimura.pdf（2022年12月閲覧）
5） 小森大輝. 心拍出量. 看護roo！. https://www.kango-roo.com/word/5687（2022年12月閲覧）

（湯面真吾）

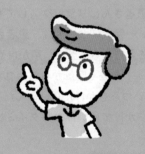

2章

待機（予定）カテ
の
ギモン！

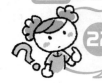

22 患者さんへの声かけのタイミングは？
カテの進行についていくのが精一杯で……

- 声をかけてはいけないタイミング、声かけを行うべきタイミングを意識しましょう。
- メディカル・スタッフと協力し、時にはSOSを出すことも大切です！
- カテ室看護も普段の看護と変わらないことを念頭に、ケアの基本に立ち戻りましょう。

患者さんへの声かけではタイミングを意識する

声かけが必要となる理由

皆さんは、患者さんへの声かけが必要なのはどうしてだと思われますか？ 恐い先輩に「声かけしなさい！」って教えられたから……、ではないですよね。まずは合併症などの異常を予防・早期発見するため、次に患者さんの苦痛に対し援助をするため、ほかにも患者さんにリラックスしてもらうため……とさまざまな理由があると思います。一番大切なことは、**患者さんが安全かつ安楽に心臓カテーテル治療・検査を終えられるように、声かけや援助をすることです。**

でも、「今、声かけないで！」と強く医師から言われた経験はありませんか？ このような経験があると、「いつ声をかけたらいいんだろう……」と悩みますよね。そこで、患者さんに声をかけてはいけないタイミング、声かけを行うべきタイミングを解説します。

声をかけてはいけないタイミング

- **右心カテーテルによる心内圧測定やプレッシャーワイヤーなどによる虚血評価のタイミング**
- **ステントやバルーンを拡張するタイミング、ロータブレーター®、方向性冠動脈粥腫切除術（directional coronary atherectomy；DCA）、オービタルア**

テレクトミーシステム（orbital atherectomy system；OAS）を行うタイミング：声かけにより患者さんが話をしてしまうことで胸腔内圧が変化し、正確な検査ができない可能性があります。また、心臓そのものの位置が変化することによって、医師が治療を加えようと思っていた病変（冠動脈の位置）がずれてしまう可能性があります。

- **撮影や透視などが行われているタイミング**：撮影や透視時にはX線が照射されているので、このタイミングで患者さんに声をかける（近づく）と看護師自身が被ばくしてしまいます。やさしい医師は看護師が被ばくしないように待ってくれています。しかし、これではスムーズなカテの進行ができません。何度も同じことを行うと、やさしい医師も"爆発"するかも……。また、撮影や透視時には患者さんに息止めを行ってもらっているときもあるため、注意が必要です。

- **繊細なワイヤー操作を行っているタイミング**：慢性完全閉塞（chronic total occlusion；CTO）などで繊細なワイヤー操作を行っているときに声かけなどで大きな息をさせてしまうと、ガイディングカテーテルが外れたりガイドワイヤーが抜けてしまったりする恐れもあります。

　声をかけてはいけないタイミングは、そう多くはありません。しかし、**タイミングを間違えると検査・治療の妨げになったり、時には合併症を起こすきっかけになったりする可能性があります**。また、声かけできないタイミングでも観察を継続することはできますので、表情、顔色、呼吸状態、バイタルサインなどに注意しておきましょう。

声かけを行うべきタイミング

- **初回の造影剤投与後（CAG後）**：冠動脈造影（coronary angiography；CAG）後など、造影剤投与によってアナフィラキシー様反応を起こしていないかどうかを確認するために、声かけを行います。声かけの内容としては、呼吸困難や掻痒感、吐き気などの症状の有無について患者さんに質問するとともに、顔色や発赤、発疹などの身体所見の異常がないかどうかを確認します。

- **血管内エコー法（IVUS）、バルーン拡張、ステント留置などの手技を行った後**：心電図のST変化を認めた場合はもちろんですが、胸痛や違和感を自覚している場合もあるため、確認するようにします。

- **患者さんの体動があるとき**：長時間のカテによる腰痛や何かしらの苦痛を感

じている場合があるので、声かけにより確認します。
- **患者さんと目が合うとき**：苦痛や不安など訴えたいことがある可能性があります。尿意などを感じていることもあるため、傾聴します。
- **カテの手技が止まっているとき**：IVUS後の読影時や医師がデバイスを選択しているときは、声かけには絶好のタイミングです。

メディカル・スタッフと協力し、時にはSOSを出すことも大切

カテは医師と看護師だけで行っているわけではありません。カテの進行に追われて患者さんのケアができない……と思われるときは、まわりのメディカル・スタッフに助けを求めてください。

記録が追いつかず、何の手技をやったのかわからないときなどは、まわりの臨床工学技士などに聞けばよいのです。逆に、**少し余裕ができたときはできる範囲でお手伝いすると、チーム力がどんどん高まる**と思います。

カテ室看護も普段の看護と変わらないことを念頭に、ケアの基本に戻る

療養上の世話

カテ室ではすごく特殊な看護をしているようですが、根本的には**普段の看護と大きく変わりはありません**。ケアの基本に立ち戻ることも大切です。

生活全般の世話をすることになりますが、患者さんが横になる検査台を整えることや検査台に上がる際の移動の介助、カテ中の排泄の介助や室温を快適に保つことなど、カテ室では患者さんが快適にカテを受けられるように援助します。また、来院中の家族がいれば、家族への声かけなどにも配慮します。これって病棟などで行っている看護と一緒ですよね。

診療の補助

診療の補助に関しては、少しカテ室の特殊性があります。手技や使用するデバイスの準備をしたり、検査・画像所見などから合併症の発生を予測したりするなど、事前の準備・対応、予防などが求められます。

またカテ室特有の状況として、医師からの指示は口頭指示がほとんどです。医療事故を起こさないためにも、**指示をしっかりと聞き、復唱しましょう**。ほかの看護師やメディカル・スタッフにも確認しながら、指示を実施してください。

とくにカテ室では、**音に敏感になる**必要があります。医師のつぶやきでも合併症は予測できますし、心電図の同期音を聴きながら不整脈の出現に気づくこともあります。患者さんが何かを訴えているかもしれないので、聞き逃さないようにしましょう。

ひとカテメッセージ — 声をかけ過ぎて患者さんを緊張させてしまった……こともあります。リラックスしてカテを受けている患者さんには、声かけは必要最低限でもよいかもしれませんね。

（湯面真吾）

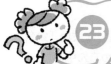

23 AHA分類とは？ AHA分類が覚えられません

- AHA分類は米国心臓協会（AHA）による冠動脈の分類であり、世界共通で用いられています。
- AHA分類に準じて、冠動脈につけられた15の番号を共通言語にして情報共有します。
- 番号の振り分けに重要な枝は3本だけで、解剖をイメージすると理解しやすいです。

AHA分類に準じて、冠動脈につけられた15の番号を共通言語にして情報共有する

冠動脈は心臓の右側に1本、左側に2本あります。右冠動脈の入口に狭窄がある場合は「右の入口を治療します」の説明でわかりますが、右冠動脈の途中にあった場合にスタッフ間で場所の共有に困ります。そこで、米国心臓協会（American Heart Association；AHA）による**AHA分類**[1]に準じて、**冠動脈に**

つけられた15の番号を共通言語にして情報共有します。

番号の振り分けに重要な枝は3本だけで、解剖をイメージすると理解しやすい

　ただAHA分類を覚えるのが最初の壁になる人が多いと思いますが……、実は、**番号の振り分けに重要な枝は3本だけ**です。

　まず細かい番号を見る前に、ざっくり全体から見ていきます。右冠動脈（right coronary artery；RCA）は#1～#4、左冠動脈（left coronary artery；LCA）は#5～#10です。左冠動脈は2本あり、左の前を下る左前下行枝（left anterior descending artery；LAD）と左の前を後ろ側に回っていく左回旋枝（left circumflex coronary artery；LCX）です（図1）。日本語で見ると、漢字が意味する場所を通っているので覚えやすいですね。

右冠動脈（RCA）：#1～#4

　右冠動脈は、#1～#4です（図2）。**右冠動脈の振り分けに重要な枝は「鋭角枝」という枝で、見つけられれば番号が決まります。** 右冠動脈の真ん中あたり、

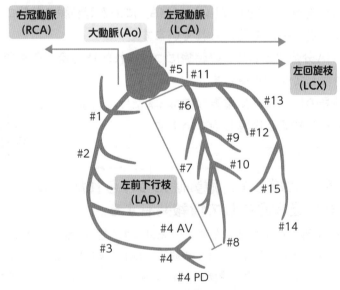

図1 冠動脈分類（AHA分類）

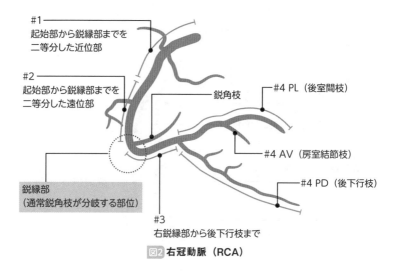

#1
起始部から鋭縁部までを
二等分した近位部

#2
起始部から鋭縁部までを
二等分した遠位部

鋭角枝

#4 PL（後室間枝）

#4 AV（房室結節枝）

#4 PD（後下行枝）

鋭縁部
（通常鋭角枝が分岐する部位）

#3
右鋭縁部から後下行枝まで

図2 **右冠動脈（RCA）**

心臓の前から後ろに鋭くカーブを描いて走行する枝が、鋭角枝です。

　右冠動脈の入口から鋭角枝までを2等分して、前半分が#1、後ろ半分が#2に
なります。鋭角枝より奥が#3、さらにその奥で分岐した枝が#4になります。#4
は栄養している部分によって#4 PD（posterior descending〔ポステリオール・
ディセンディング〕）、#4 PL（posterolateral branch〔ポステロラテラール・ブ
ランチ〕）、#4 AV（atrio-ventricular〔アンテリオ・ベントリキュラー〕）と番
号の後ろに栄養している部分の略語が付けられます。例えば「PD」であれば、
「Pはポステリオール（後ろ）、Dはディセンディング（下）に」行くというよ
うに、心臓の「後ろを下に」行く枝を指します。

左冠動脈主幹部（LMT）：#5

**左前下行枝（LAD）と左回旋枝（LCX）に分岐するまでが#5で、ここが狭窄
すると左冠動脈全体の血液が流れにくくなる重要な部位です。** 左冠動脈の主要
な幹という意味で左冠動脈主幹部（left main coronary trunk；LMT）と付けら
れており、心臓カテーテル室では「エルエム」と略して呼びます。

左前下行枝（LAD）：#6〜#10

　エルエムから2本に分かれて前を下っていくのが左前下行枝で、#6〜#10が
振り分けられています（図3）。

　左前下行枝の振り分けで重要な枝は、中隔枝と対角枝です。 中隔枝は心臓の

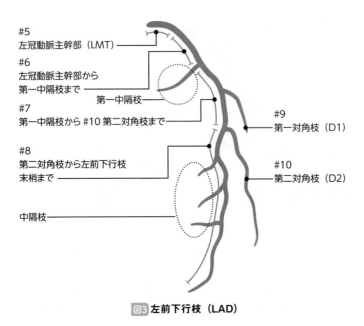

図3 左前下行枝（LAD）

#5
左冠動脈主幹部（LMT）

#6
左冠動脈主幹部から
第一中隔枝まで

第一中隔枝

#7
第一中隔枝から#10 第二対角枝まで

#8
第二対角枝から左前下行枝
末梢まで

中隔枝

#9
第一対角枝（D1）

#10
第二対角枝（D2）

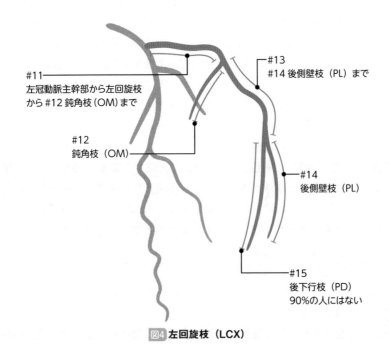

図4 左回旋枝（LCX）

#11
左冠動脈主幹部から左回旋枝
から#12 鈍角枝（OM）まで

#12
鈍角枝（OM）

#13
#14 後側壁枝（PL）まで

#14
後側壁枝（PL）

#15
後下行枝（PD）
90%の人にはない

右室と左室の部屋を隔ててる中隔に血液を供給している枝で、心臓の表面から心臓の中に向けて入っていきます。左前下行枝の入口から中隔枝までを#6、中隔枝から2本目の対角枝までを#7、その奥が#8です。そして1本目の対角枝を#9、2本目の対角枝が#10となっています。3本目の対角枝がある人もいますが、#11とは付けません。対角枝（diagonal branch〔ダイアゴナール・ブランチ〕）なので、頭文字のDをとって、D3（3本目の対角枝）と呼ぶこともあります。

左回旋枝（LCX）：#11〜#15

　左回旋枝は、#11〜#15です（図4）。左回旋枝は心臓の左側を前から後ろにぐるっと回り込みます。入口から#11、回り込むときに出す枝を#12、その先が#13で、そこから枝が出たら#14になります。左回旋枝の冠動脈造影検査で迷うのは、どれが本幹でどれが枝なのかの判別だと思います。左回旋枝の本幹は、冠状静脈と並んで走っています。冠動脈造影で冠動脈に造影剤が流れた後、しばらくすると冠状静脈が造影されます。この静脈と並走している動脈が本幹なので、**最後までしっかり見ておけば本幹がどれかわかります！**

ひとカテ
メッセージ

「#15がある人とない人がいる？　なくてもいいの？」と思ったことがある人もいるのではないでしょうか。#15がある人とない人がいることについては、冠動脈を立体的に考えると納得できます。右冠動脈は心臓の右側をぐるっと後ろ側へ、左回旋枝は左側からぐるっと後ろ側へ回り、心臓の後ろでお互いが出合います。右側からきた冠動脈が大きく#4PDがあれば、左回旋枝に#15はありません。逆に右冠動脈が小さく#4PDがなければ、左回旋枝#15がPD領域を養います。そのため、#4PDと同様に、#15PDと呼ばれます。

● 引用・参考文献
1）　日本循環器学会. 慢性冠動脈疾患診断ガイドライン（2018年改訂版）. https://www.j-circ.or.jp/cms/wp-content/uploads/2020/02/JCS2018_yamagishi_tamaki.pdf（2022年12月閲覧）
2）　Austen WG, et al. A reporting system on patients evaluated for coronary artery disease. Report of the Ad Hoc Committee for Grading of Coronary Artery Disease, Council on Cardiovascular Surgery, American Heart Association. Circulation. 51（4 Suppl）, 1975, 5-40.

（柳田開成）

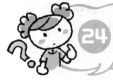

慢性完全閉塞（CTO）のとき、何ヵ所も穿刺するのはなぜ？

- 症状や血管の状態に応じて、さまざまなアプローチと穿刺箇所をとることが多いです。
- 側副血行路を介した対側血管からの逆行性造影（動脈）では、両側橈骨動脈や両側大腿動脈、または大腿動脈と橈骨動脈など2ヵ所を穿刺します。
- 側副血行路を介した逆行性アプローチでは、両側の大腿動脈穿刺を行うこともあります。
- 重大な合併症が生じた場合でもすぐに対応できるように、十分に準備しましょう！

慢性完全閉塞（CTO）では、症状や血管の状態に応じたアプローチをとる

　「慢性完全閉塞（chronic total occlusion；CTO）のとき、何ヵ所も穿刺するのはなぜか？」とよく聞かれます。まずは、よく使う用語を確認しておきましょう。**慢性完全閉塞は、3ヵ月以上にわたって慢性的に冠動脈が閉塞している状態を指します。**CTOのときに何ヵ所も穿刺する理由としては、症状や血管の状態に応じたアプローチを必要があることが挙げられます。

　側副血行路（collateral flow〔通称：コラテ〕）は、血管が閉塞したことによる虚血領域の血流を補うために、詰まった血管に向かって伸びる"助け船"の血管のことです。例えば、右冠動脈が閉塞したとき、多くの場合は左前下行枝の先端や中隔枝からコラテが伸びていきます。また、順行性や逆行性についても理解しておきましょう。冠動脈の通常の血流が**順行性（antegrade〔通称：アンテ〕）**に対して、コラテは閉塞部位に向かって逆流していくことから、**逆行性（retrograde〔通称：レトロ〕）**であるといわれます。

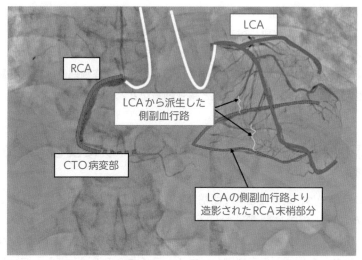

LCA

RCA

LCAから派生した
側副血行路

CTO病変部

LCAの側副血行路より
造影されたRCA末梢部分

※LCA：左冠動脈、RCA：右冠動脈

図 RCAのCTOに対する造影

側副血行路を介した対側血管からの逆行造影（動脈）

　もともと胎児期には血管同士に吻合路があり、成人になるにつれて退縮していきます。この潜在的に存在している吻合路は、心筋虚血の際にコラテとして出現します。また、新生血管として新たにコラテが派生することもあります。

　経皮的冠動脈インターベンション（percutaneous coronary intervention；PCI）を行う場合、対象となる血管に対して血液の流れに沿うように造影を行ったり、ガイドワイヤーを通過させたりします。これを順行性アプローチ（antegrade approach〔通称：アンテ〕）と呼びます。

　しかし、CTO病変を治療する場合、順行性アプローチでの造影では閉塞部より先の血管が造影されず、血管の走行を理解するのが困難なことがあります。これでは、術者はどこにガイドワイヤーを進めればよいのかわかりません。このようなCTO病変では、コラテを介して閉塞部より末梢の血管が造影されることがあります。例えば、図のような右冠動脈（right coronary artery；RCA）のCTO症例では、左前下行枝（left anterior descending artery；LAD）からコラテが派生しています。そのため、左冠動脈（left coronary artery；LCA）を造影することで、RCA末梢の血管の走行を把握できます。この方法を逆行性造影（対側造影）といいます。

この逆行性造影を利用することで閉塞部より先の血管走行を把握でき、順行性アプローチによる治療に役立てることができます。順行性アプローチのガイディングカテーテルとは別に2本目のカテーテルを挿入するため、追加のシース挿入が必要になります。CTO症例では多くの場合、**穿刺部位は両側橈骨動脈や両側大腿動脈、または大腿動脈と橈骨動脈など2ヵ所**となります。

側副血行路を介した逆行性アプローチによる治療での穿刺

　CTO症例では、逆行性造影で閉塞部より先の血管の走行が確認できても、順行性アプローチでは閉塞部が硬くてガイドワイヤーが通過しない、偽腔（subintimal）に迷入してしまうなど、困難な症例があります。このような場合、コラテを介して閉塞部の末梢側からガイドワイヤーの通過を試みる逆行性アプローチ（retrograde approach〔通称：レトロ〕）によるPCIを行うことがあります。図はRCAのCTOに対して、LADから派生したコラテへガイドワイヤーを挿入し、RCA末梢側からCTO病変へのワイヤー通過を試みる手技です。

　ガイドワイヤーがアンテから通過しなかった場合に、レトロから治療を試みることがあります。また、ガイドワイヤーやマイクロカテーテルなどを通過させる必要があるため、十分に発達したコラテが必要となります。コラテの太さや屈曲の度合いなどでPCI成功率が変わるとする報告[1]もあり、すべてのCTOに対してレトロによるPCIが行えるわけではありません。

　アンテおよびレトロを同時に行うためには、2本のガイディングカテーテルを使用します。また、しっかりとしたバックアップ性能を必要とするため7〜8Frでのガイディングが多くの場合で選択されます。大きなサイズのシース挿入が必要であり、**両側の大腿動脈穿刺**で行われることが多いのですが、閉塞性動脈硬化症（arterio-sclerosis obliterans；ASO）や大動脈の蛇行などにより穿刺が困難な場合もあります。最近では、7Frガイディングカテーテルが使用可能な6Frシース（Glidesheath Slender®）を使用することで、**両側橈骨動脈穿**

> **ひとカテメッセージ**
> レトロに使用するガイディングカテーテルは、通常のガイディングよりも10cm短い"90cm"のものが使用されます。逆行性にマイクロカテーテルやバルーンなどのデバイスを通過させていく際に、長さの制限により目標とする場所に届かない可能性が考えられるため、アンテのときよりも遠位部にデバイスを進める必要があります。

刺による手技が可能[1]となりました。

重大な合併症が生じた場合でもすぐに対応できるよう、十分に準備する

　CTOは通常の狭窄病変とは異なり、アンテでもガイドワイヤーによる血管穿孔やバルーンなどのデバイスによる血管破裂のリスクが高くなります。また、レトロでは側副血行路の損傷や破裂により、心筋虚血を増悪させる可能性があります。

　重大な合併症が生じた場合、血行動態が破綻し、急変をきたす可能性があります。そのため、大量輸液のためにルートを確保したり、経皮的心肺補助法（percutaneous cardiopulmonary support；PCPS）などの補助循環の導入をすみやかに行えるように、あらかじめ静脈路を確保する必要があります。どのような症例でもつねに合併症を想定し、起きてしまったときの対策を十分に備えておくことが大切です。

●引用・参考文献

1）村松俊哉. "Retrograde approachの望ましい症例を見極めよ". PCIエキスパートになるための28カ条. 中村正人編. 東京, メジカルビュー社, 2021, 106-11.

（村田貴志）

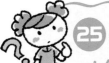

25 2剤併用抗血小板療法（DAPT）とローディングは、どう違うの？

- 2剤併用抗血小板療法（DAPT）は、経皮的冠動脈インターベンション（PCI）の術後管理でステント血栓症のリスクを下げます。
- ローディングは、負荷投与のことです。
- DAPTでのローディングは、少し多めの初回内服により血中濃度を上げて維持量にもっていくイメージです。

2剤併用抗血小板療法（DAPT）は経皮的冠動脈インターベンション（PCI）の術後管理で必要

　2剤併用抗血小板療法（dual antiplatelet therapy；DAPT）は、経皮的冠動脈インターベンション（percutaneous coronary intervention；PCI）の術後管理でステント血栓症のリスクを下げるために必要な内服療法です（図）。併用する薬剤はアスピリンに、チクロピジン（パナルジン®）、クロピドグレル（プラビックス®）、プラスグレル（エフィエント®）など、もう1種類を加えることが多いのではないでしょうか。

　血栓症のリスクを下げることで血液を少しさらさらにしているため、出血のリスクも伴っています。DAPTの継続期間は、出血のリスクが高いかどうか、経口抗凝固薬（oral anticoagulants；OAC）を内服しているかどうか、血栓のリスクが高いかどうかなどの状況から判断して、抗血小板薬単剤療法（single antiplatelet therapy；SAPT）へ移行していくなど、医師が評価しながら処方

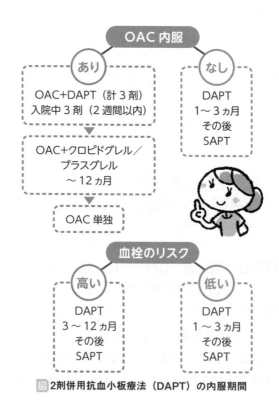

図 2剤併用抗血小板療法（DAPT）の内服期間

していると思います。

　入院中だけではわからないこともありますが、外来に移行された患者さんや、フォローアップの心臓カテーテル検査に来た患者さんの内服に少し興味をもってみると、ただ「飲んでいますね」という視点から、「いま、この患者さんはこうなのかな」という視点をもてるようになり、一歩前進すると思います。ぜひ、**患者さんがいつから内服しているのかにも注目してみてください。**

2剤併用抗血小板療法（DAPT）のローディング（負荷投与）は、初回内服を少し多めにするイメージ

　ローディングは、負荷投与のことを意味します。 DAPTとの違いについて質問が出る理由を考えてみると、もしかして心臓カテーテル室でよく「DAPTはローディングされています」とか、「この患者さん、DAPTはローディングしてたっけ？」なんて会話が飛び交うからでしょうか。

　先輩看護師が「DAPT、飲んでますよ」と普通に返事しているときに、言葉の意味がまだよくわからない、聞き取れないという、カテ室に入りたての時期の悩みなのかなとも思いました。そのような場合の理解としては、**負荷投与で少し多めに初回内服することで血中濃度を上げて、維持量にもっていく**というイメージでよいのではないでしょうか。

> **ひとカテメッセージ**
>
> 　以前勤めていた病院で、エフィエント®という薬が出始めたころに"事件"は起こりました。エフィエント®の初回投与量が20mgで、翌日からは3.75mgというのは、カテに携わる人ならもはやほぼ全員が知っていると思います。ただ、薬剤が出始めたころって、薬剤そのものを知らないスタッフがほとんどで、薬剤の勉強会を受けているのは医師や薬剤師のみだということが多いのではないでしょうか。そのようなとき、実際に与薬する看護師は、「新しい薬なんだ」という認識しかないですよね。
>
> 　さて、初回投与の翌日から減量になることを知らずに（医師も20mgで処方してしまっていて、薬剤師も気づかなかった悪夢……）、20mgのエフィエント®が患者さんに投与されたことがありました。出血などのイベントは幸い起こりませんでしたが、知らないということは"罪"だと思います。情報は共有されるべきであり、アクシデントが起こるときはチェック機能が働いていないときなんだなと、いつも思います。

（若井佳代）

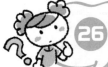

26 薬剤溶出性ステント（DES）と ベアメタルステント（BMS）の違いは？

- 薬剤溶出性ステント（DES）では、ステント留置後に免疫抑制薬を溶出します。
- ベアメタルステント（BMS）では、ステントを合金で拡げるだけです。
- DESの開発が進み、BMSが使用される機会は徐々に減少しています。

薬剤溶出性ステント（DES）では、ステント留置後に免疫抑制薬を放出する

　経皮的冠動脈インターベンション（percutaneous coronary intervention；PCI）において、せっかく留置したステント内に再度狭窄をきたしてしまうステント内再狭窄（in-stent restenosis；ISR〔通称：アイエスアール〕）は大きな問題でした。**ベアメタルステント（bare metal stent；BMS〔通称：ベアメタル〕）では、ステントを留置した際に血管内膜を傷つけてしまうと肉芽（新生内膜）を形成することからISRの原因となっており**、BMS後のISRの発生率はおよそ20～30％[1] でみられました。そこで、**薬剤溶出性ステント（drug eluting stent；DES〔通称：デス〕）**が2005年に日本で使用可能となりました。

　DESはステントに塗布された免疫抑制薬が徐々に溶出されることで、ステント留置後の肉芽（新生内膜）の形成を抑制することができ、ISRの発生率は5～10％[2] と、BMSと比較して大幅に低減しました（図1）。DESでは免疫抑制薬の溶出期間をコントロールでき、ポリマーコーティングがされていたり、ステントに小さな傷がつけられたりするなど、各製品でさまざまな技術が用いられています。

　第1世代のDESではISRを大幅に減少することができましたが、遅発性ステント血栓症（late stent thrombosis；LST）や超遅発性ステント血栓症（very late stent thrombosis；VLST）という新たな問題が出てきました。現在でも、

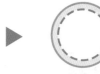

免疫抑制薬の効果により新生内膜の増殖が抑えられるため、内膜が張りにくい

ステントが剥き出しの状態が続くため、長期間のDAPTが必要となる

図1 薬剤溶出性ステント（DES）による治療イメージ

留置後1ヵ月後には、新生内膜がステントを覆う

過度な内膜増殖により、ISRをきたすことがある

図2 ベアメタルステント（BMS）による治療イメージ

さまざまな改善が繰り返されています。

ベアメタルステント（BMS）では、ステントを合金で拡げるだけ

DESが使用される以前は、合金のみで形成されたBMSが使用されていました。しかし、再狭窄を抑制する目的からDESの開発が進み、BMSが使用される機会は徐々に減少してきました。

BMSはISR発症の懸念がありますが、血管修復が遅延したり、ポリマーに対する反応が生じなかったり、また、約1ヵ月程度でステントに内皮が形成されたりします（図2）。そのため、DESのように長期間にわたって2剤併用抗血小板療法（dual antiplatelet therapy；DAPT）を行う必要がありませんでした。そこで、出血リスクの高い患者さんや外科的手術を控えた患者さんに対して、選択的に使用されることがありました。

しかし、現在では、第2世代以降のDES留置後の安全性や良好な長期成績などのデータから、すべてのPCIにおいてDESが第一選択として推奨されており[1]、BMSは国内では販売されていません。

BMS全盛の時代には、「bigger is better」と言われていました。BMSにおけるISRは、過剰な新生内膜の増殖が原因でした。そこで、出てきたのが「どうせ内膜が張ってくるなら、ステントをより大きく拡げておこう！」という考え方でした。その結果、ステントを拡げた血管が「つちのこ」のような形状になることもしばしばありました。

PCI後に抗血小板薬を内服する理由

ステント血栓症（stent thrombosis；ST）は、PCIで留置したステント内に血栓を生じることにより冠動脈の閉塞を引き起こします。ステント留置後24時間以内の発症を急性ステント血栓症（acute stent thrombosis；AT）、24時間から30日以内の発症を亜急性ステント血栓症（subacute stent thrombosis；SAT）、30日から1年以内の発症を遅発性ステント血栓症（LST）、1年以降の発症を超遅発性ステント血栓症（VLST）と呼びます。

BMSでは、留置後1ヵ月程度で新生内膜と内皮がステントを覆うため、比較的早期にSTの発症が見られました。一方、DESでは、免疫抑制薬によりステントの内皮化が遅れるため、LSTやVLSTが問題となりました。また、ポリマーに対する過敏反応や炎症反応が原因と考えられるステント内の新規の動脈硬化病変（neoatherosclerosis）も問題となっています[1]。

そこで、ステント血栓症を予防するために、DESではDAPTを一定期間にわたり継続することが必要となっています。現在、国内のガイドライン[3]において、DES留置後のDAPT継続期間は急性冠症候群では3〜12ヵ月、安定狭心症では1〜3ヵ月が推奨されています。

しかし、DAPTは脳出血や消化管出血などの出血合併症を発症させるリスクを上昇させます。そこで、高出血リスク（high bleeding risk；HBR）のある患者さんでは、リスクに応じてできるだけ早期に抗血小板薬単剤療法（single antiplatelet therapy；SAPT）に切り替えることが推奨されています[1, 3]。

ひとカテ メッセージ

PCIにおいてステントを留置しないで治療を終わらせる、薬剤コーティングバルーン（drug-coated balloon；DCB）という選択肢もあります。DCBは表面に抗がん薬がコーティングされたバルーンで病変部を拡張することにより、血管内膜に薬剤を塗布します。これにより、再狭窄を抑制し、ステントを留置しないようにするstent-less PCIが可能になりました。血管内に異物を残さずにPCIを完結させる治療戦略の1つとなっています。

　ただし、国内での適応は3.0mm未満の小血管とステント内再狭窄での使用に限られています。また、前拡張により病変部に大きな解離が生じた場合や、十分な拡張が得られない場合は、ステント留置を考慮する必要があります。

　また、解離の残存による急性冠閉塞も起こりうるため、PCI後の申し送りにより病棟に情報を伝えることで、病棟では状況を理解できるようになり、ステント血栓症の危険予測につながると考えます。

●引用・参考文献
1）　日本循環器学会／日本心臓血管外科学会. 安定冠動脈疾患の血行再建ガイドライン（2018年改訂版）. https://www.j-circ.or.jp/cms/wp-content/uploads/2018/09/JCS2018_nakamura_yaku.pdf（2022年12月）
2）　日本循環器学会. 慢性冠動脈疾患診断ガイドライン（2018年改訂版）. https://www.j-circ.or.jp/cms/wp-content/uploads/2020/02/JCS2018_yamagishi_tamaki.pdf（2022年12月閲覧）
3）　日本循環器学会ほか. 2020年JCSガイドライン フォーカスアップデート版 冠動脈疾患患者における抗血栓療法. https://www.j-circ.or.jp/cms/wp-content/uploads/2020/04/JCS2020_Kimura_Nakamura.pdf（2022年12月閲覧）

（村田貴志）

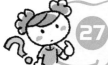

27 血流予備量比（FFR）と瞬時血流予備量比（iFR）の違いとカットオフ値について、教えて！

- 血流予備量比（FFR）では薬剤投与により最大充血の状態にした後で、血圧から血流量を算出します。
- 瞬時血流予備量比（iFR）は薬剤投与なしで測定できるため、不快症状や血行動態に影響がありません。
- カットオフ値は、血流予備量比（FFR）で0.80、安静時虚血指標（resting index）で0.89と覚えましょう。

血流予備量比（FFR）では薬剤投与により最大充血の状態にした後で、血圧から血流量を算出する

血流予備量比（fractional flow reserve；FFR）は冠動脈の狭窄の重症度を生理学的に評価する指標です。FFRの測定方法は、圧センサーの付いたプレッシャーワイヤーを対象とする血管に挿入し、狭窄部より末梢へ進めたときの**「狭窄部遠位部（プレッシャーワイヤー）の平均血圧（Pd）」÷「近位部（ガイディングカテーテル）の平均血圧（Pa)」で、算出されます**（図）。

FFRは血圧をもとに算出しますがあくまでも測定方法であり、実際は血流量を評価しています。血流は「血圧」÷「抵抗」で算出されますが、血管は自己調節能（autoregulation）により血圧を一定に保っているため、末梢にいくにつれ血流量は低下し、血管抵抗が増加します。しかし、この状態では狭窄前後の血流を正しく評価することができません。そこで、FFR測定時は最大充血誘発薬を使用して自己調節能を停止させることで、末梢血管抵抗を最小限にし、最大充血（hyperemia）の状態にします。このとき、「狭窄近位部／遠位部血圧比」と「狭窄近位部／遠位部血流比」が等しくなることで、血圧から血流量を算出することができます。

最大充血誘発薬の投与では、アデノシン三リン酸（adenosine triphosphate；ATP）の静脈内投与または冠動脈投与や、塩酸パパベリンの冠動脈投与、ニコランジルの冠動脈投与などが行われます。冠動脈投与を行う場合は、サイドホール付きガイディングカテーテルを使うと冠動脈外に薬剤が流出し十分な効果が得ら

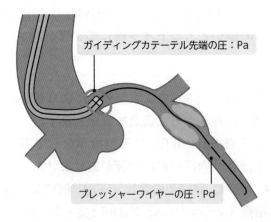

図 血流予備量比（FFR）の算出時における血圧の測定部位

れないことがあるので、注意が必要です。薬剤によってはQT延長や心室性不整脈を生じる可能性があるため、薬剤投与時はとくに患者観察、およびモニター観察に注意が必要です。

▶ column

検査前はカフェインの摂取に要注意

　カフェインはアデノシンに対して拮抗作用があります。コーヒー、紅茶、エナジードリンク、チョコレート、鎮痛薬などにはカフェインが含まれており、これらを摂取した場合は正しく検査を行えない可能性があります。アデノシン三リン酸（ATP）を使用する際は、検査前の飲食にも注意が必要です。

瞬時血流予備量比（iFR）は薬剤投与なしで測定できるため、不快症状や血行動態に影響がない

　瞬時血流予備量比（instantaneous wave-free ratio；iFR）は最大充血を必要とせず、安静時の血圧波形を用いて測定できる虚血評価の指標です。FFRは全周期血圧の平均値をみていましたが、**iFRは拡張期のある一定期間（wave free period；WFP）のガイディングカテーテル先端圧（Pa）と冠動脈遠位部圧（Pd）の比を見ています。**このWFPは心収縮などの影響を受けずに受動的に冠動脈の血流が流れている間で、血管抵抗が最小となり、血圧・血流ともに安定しているため圧の比から血流の比が算出されます。

　FFRと異なり、薬剤を使用せずに測定できるため、患者さんの不快症状や血行動態には影響がありません。また、手技時間の短縮や、コストの削減などのメリットがあります。

　最近は、最大充血を必要としない同様の指標、dPR（ACIST社）、DFR（Boston社）、RFR（Abbott社）などがあり、これらはiFRも含めて安静時虚血指標（resting index）と呼ばれます。

正しく測定するにはしっかりチェックしよう

FFRもiFRも血圧をもとに算出されます。測定時の圧波形が正しくない場合、誤った測定値が算出されます。「Yコネクターにインサーターが挿入されているままだった」「インジェクターの接続部が緩んでいた」「圧ラインに造影剤が残っていた」「0点校正が正しくされていなかった」など、さまざまな要因で正しく測定できないことがあります。治療方針を決定するうえでとても重要な検査なので、皆で注意して正しく測定することが必要です。

カットオフ値は、血流予備量比（FFR）で0.80、安静時虚血指標（resting index）で0.89

FFRは0.75〜0.80は虚血の可能性があるグレーゾーンとされていましたが、現在の薬剤溶出性ステント（drug eluting stent；DES）でのカットオフ値は0.8とされています[1]。0.80未満では経皮的冠動脈インターベンション（percutaneous coronary intervention；PCI）が推奨[2]され、0.80以上では薬物療法が推奨[2]されています。FFRの有用性は、造影のみでPCIを行った群とFFRの数値をもとにPCIを行った群を比較したとき、FFRを施行した群のほうがその後の心血管イベントが少なかったとの研究報告[3]から証明されています。

iFRのカットオフ値は0.89とされており[1]、hybrid zoneとして0.86〜0.93の場合はFFRの追加測定を考慮します。「0.86（ハロー）、0.93（クミ）ちゃん」と覚えると、わかりやすいと思います。また、iFRはFFRと比較して非劣勢が証明[4]されており、その他のresting indexもiFRと同等の有用性があると報告[5]されています。

> **ひとカテ**
> **メッセージ**
>
> 機能的評価は治療方針を左右します。冠動脈造影（coronary angiography；CAG）などの視覚的評価によってPCI適応と診断された症例にFFRを施行したところ、その内の約56%が内服などの内科的治療に診療方針が変更されたという報告[6]がありました。機能的評価による虚血の証明の重要性がよくわかります。

●引用・参考文献
1) 日本循環器学会／日本心臓血管外科学会合同ガイドライン. 安定冠動脈疾患の血行再建ガイドライン（2018年改訂版）. https://www.j-circ.or.jp/cms/wp-content/uploads/2018/09/JCS2018_nakamura_yaku.pdf（2022年12月閲覧）
2) 日本循環器学会. 慢性冠動脈疾患診断ガイドライン（2018年改訂版）. https://www.j-circ.or.jp/cms/wp-content/uploads/2020/02/JCS2018_yamagishi_tamaki.pdf（2022年12月閲覧）
3) Tonino PAL, et al. Fractional flow reserve versus angiography for guiding percutaneous coronary intervention. N Engl J Med. 360(3), 2009, 213-24.
4) Davies JE, et al. Use of the Instantaneous Wave-free Ratio or Fractional Flow Reserve in PCI. N Engl J Med. 376(19), 2017, 1824-34.
5) Van't Veer M, et al. Comparison of Different Diastolic Resting Indexes to iFR: Are They All Equal? J Am Coll Cardiol. 70(25), 2017, 3088-96.
6) Nakamura M, et al. Modification of treatment strategy after FFR measurement: CVIT-DEFER registry. Cardiovasc Interv Ther. 30(1), 2015, 12-21.

（村田貴志）

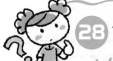

28 血管内エコー法（IVUS）と光干渉断層法（OCT）の選択基準は？

- 血管内エコー法（IVUS）は超音波、光干渉断層法（OCT）は近赤外線を用いる血管内イメージングです。
- 例えるなら、血管内エコー法（IVUS）は"オールラウンダー"、光干渉断層法（OCT）は"スペシャリスト"です。

血管内エコー法（IVUS）は超音波、光干渉断層法（OCT）は近赤外線を用いる

　血管内エコー法（intravascular ultrasound；IVUS）と光干渉断層法（optical coherence tomography；OCT）は、どちらも血管内イメージングという冠動脈を内部から観察する装置です。2つの違いについては後述〔ギモン48 参照〕しますが、**大きな特徴としては、IVUSは超音波を使い、OCTは近赤外線を用いるという違いがあります。**

IVUSで使う超音波は石灰化に反射してしまうため、石灰化があると石灰化の後ろは観察できません。一方、OCTで使う近赤外線は石灰化を透過するため石灰化の後ろも観察可能ですが、脂質性プラークでは減衰してしまうため脂質性プラークの後ろは観察できません。

また、**OCTでは血液を除去する必要があります。**血液の除去には、造影剤や低分子デキストランをガイディングカテーテルから投与し、フラッシュします。このフラッシュがうまくできないような部位では、OCTは不向きになります。例えば、冠動脈入口部病変などは、フラッシュが難しい部位といえるでしょう。同様に、冠動脈近位部も難しい部位になりますが、ガイドエクステンションカテーテルを用いるなどの工夫によってOCTで観察可能です。

なお、血液フラッシュに造影剤を用いる場合は腎機能低下症例に注意が必要ですが、造影剤を用いたフラッシュを行うことで、OCTでは自動計測機能やアンギオ同期機能といった経皮的冠動脈インターベンション（percutaneous coronary intervention；PCI）に有効なツールを活用することもできます。

例えるなら、"オールラウンダー"の血管内エコー法 （IVUS）、"スペシャリスト"の光干渉断層法（OCT）

前述の特徴を理解したうえで、血管内イメージングを使用する目的を考えましょう。多くの場合では、PCIの際に使用すると思います。PCIにおいて血管内イメージングを用いる理由は、治療結果の向上のためです。そのためにも、冠動脈造影（coronary angiography；CAG）をしっかりと読み解いて、病変の特徴を読み取りましょう。

冠動脈入口部病変

前述のとおり、**冠動脈入口部病変であれば、IVUSのほうが有効かもしれません。**高度狭窄病変では、OCTのイメージングカテーテルでウェッジ（wedge）してしまい、フラッシュが末梢まで届かない可能性があります。その場合は、小径バルーンで前拡張を行うことでOCTによる評価も可能です。

石灰化病変や血栓、プラークに関係する病変

石灰化病変や血栓が関係するような病変では、OCTが有効である可能性があります。また、脂質性プラークや不安定プラークといわれるようなプラークの

検出もOCTの得意とするところです。

　このように、**OCTは組織性状評価が得意であり、正確な計測値を生かして治療戦略を立てる場合に有効です。IVUSは冠動脈血管であればほぼ血管径を測定することができるので、計測値やプラーク量、分布をもとに治療戦略を立てる場合に有効です。** OCTより古くから使用されているIVUSには、エビデンスがたくさんあります。もちろん、OCTでもエビデンスの構築は進んでいます。

　一言でまとめると、IVUSを"オールラウンダー"と例えるなら、OCTは苦手な部分もあるが得意分野は突き抜けている"スペシャリスト"といったところでしょうか。どちらも経験を積み、読影できるようになって、正しい結果を患者さんにフィードバックしましょう。

（谷岡 怜）

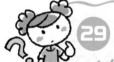

㉙ カテーテル検査に至るまでにどんな検査をしている？

- 体の状態を知るために、血液検査を行います。
- 心臓の状態を把握するために、心電図検査や心エコー検査を行います。
- 血管の状態を見るために、冠動脈CT検査や足関節上腕血圧比（BI）検査を行います。

体の状態を知るために、血液検査を行う

　まず目に見えない体の状態を知るには、**血液検査**を行います（図）。また、待機的カテーテルに必要かなと思う検査について話をしていこうと思います。

　心臓カテーテル検査前の情報収集で何を見ているのでしょうか？ カテは造影剤を使用するので腎臓に負担がかかるため、血液検査データのなかでも**腎機能（Cre、eGFR、BUN）**に注目しています。腎機能が低下している患者さんであ

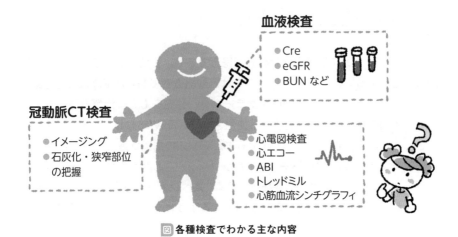

血液検査
- Cre
- eGFR
- BUN など

冠動脈CT検査
- イメージング
- 石灰化・狭窄部位の把握

- 心電図検査
- 心エコー
- ABI
- トレッドミル
- 心筋血流シンチグラフィ

図 **各種検査でわかる主な内容**

れば、造影剤を少なめにして検査を行いますし、腎保護のために術前・術後の点滴を普通よりも多くするかもしれません。ほかのデータに異常がないかどうかも、もちろんチェックしてください。

心臓の状態を把握するために、心電図検査や心エコー検査を行う

　心臓の状態を把握するには、**心電図検査や心エコー検査**を行います（図）。筆者のイメージでは、心電図は"地図"のようなもので、「この辺りが怪しい……」と思うところをエコーで見ると「ビンゴ！」であったり、「案外違うところがおかしい……」ということもあったりするという感じです。以前勤めていた病院では、生理検査室の臨床検査技師と画像を見ながら病態を整理していました。

　虚血が疑われるときには、心電図は安静にしていると負荷がかからないため、**運動負荷（トレッドミル）や薬剤負荷（心筋血流シンチグラフィなど）を行います。術前に虚血の証明を行ってカテに臨めることが、待機的カテーテル検査と緊急カテーテル検査の大きな違い**であるといえます。

血管の状態を見るために、冠動脈CT検査や足関節上腕血圧比（ABI）検査を行う

　血管の状態を知るには、**冠動脈CT検査**や**足関節上腕血圧比**（ankle brachial

index；ABI）**検査**などがあります（図）。冠動脈CT検査では造影剤を多く使用しますが、術前に石灰化や狭窄の疑いがよくわかります。ABIで下肢の虚血が疑われた場合は、**冠動脈造影（coronary angiography；CAG）＋下肢造影**という検査項目になるかもしれません。

　「この患者さんも次の患者さんも、どうして下肢造影をするのだろうか……」と思ったことのある人は、ABIの検査データを見てみると医師の気持ちがわかるのではないでしょうか（上腕に左右差があると、鎖骨下動脈の狭窄でもあるのかなと考えられます……。興味深い！）。

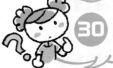

ひとカテ
メッセージ

アレンテストを知っている、知らない……というアンケートをとってみてほしいなと、個人的には思っています。おそらく外来で穿刺部位を決めるときやカテ前に患者さんの穿刺部位を最終決定するときに、医師はアレンテストをしているはずです。橈骨Aと尺骨Aのループを確認して、陰性の場合は橈骨Aをなるべく避けて上腕アプローチになることもあります……。アレンテストを知らないせいで、アプローチする部位がいつもと違うというだけで「肘とか、患者さんに優しくない！」なんて言っている人をたまに見かけてしまいます。でも、そういう人には、「残念ながら、患者さんのことを考えて肘になったんだよ……」って、こそっと教えてあげられるようになりたいです。

（若井佳代）

30 カテ後に病棟看護師に申し送ることは？

- 待機的カテではカテ前の情報を返すのは省略して、検査中のことを伝える時間を確保しましょう。
- 相手が理解できる言葉を選び、相手の理解レベルに合わせて伝えるように努力しましょう。
- 記録でわかることは重要度を下げて、とくに観察してほしい内容を簡潔に引き継ぎます。

待機的カテではカテ前の情報を返すのは省略して、検査中のことを伝える時間を確保する

待機的心臓カテーテル検査の出棟場所は、主に病棟であるという前提で話をします。カテ前の情報は病棟看護師から聞いているので、その情報をお返しする時間は無駄だと思います。

何例も症例が控えているカテ室と、何人も患者さんを抱えている病棟看護師のお互いにとって無駄なことは省略して、**検査中のことを伝える時間を確保してください。**

相手が理解できる言葉を選び、相手の理解レベルに合わせて伝えるように努力する

心臓カテーテル室の看護師と、循環器科病棟の看護師のカテについての理解レベルは少し違うと思います。実際に検査や治療を見ているカテ室の看護師と、教科書やネットで勉強はしているけれど検査を見たことがない人では、イメージするところから違うのは当たり前です。

相手に対して「え、そんなことも知らないの」「このくらい知っていてほしい」という思いはあると思いますが、それでは患者さんのためにならないので、**相手が理解できる言葉を選んであげてください。**萎縮して結局何も頭に残らない状況で相手が病棟に帰ってしまわないように、**思いやりが必要です**（図）。

記録でわかることは重要度を下げて、とくに観察してほしい内容を簡潔に引き継ぐ

では、何を伝えるべきかの本題に入ります。記録（カルテ）を見ればわかることは、重要度を下げます。ですが、帰室するまでの間や帰室してからすぐなど、継続して観察してほしい内容については記録を見る時間がないので伝えるべきです。

とくに①アプローチ部位（予定通りであったかどうか、違う場合はなぜか）、②治療部位、③止血（減圧プロトコールに関係する）、④カテ中の様子（異常があった場合はここで伝える）、⑤家族への病状説明（待機している家族への配慮）を、**だらだらと**情報や専門用語で話さず簡潔に引き継ぐと、よいのではな

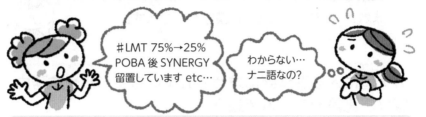

申し送りのポイント

✗ 情報をただ一気に伝えることはよくない！

◯ 本当に必要な情報を整理してわかりやすい言葉を選んで伝える！

図 **申し送りのポイント**

いかと個人的に思います。

> **ひとカテ メッセージ** — 相手の理解レベルに合わせるというところですが、どこまで相手がわかっているかを知るために、筆者は「POBAってわかります？」（"POBA"は経皮的バルーン血管形成術〔percutaneous old balloon angioplasty〕のこと）など、カテ室で使う用語をそっと聞いてみます。そのときに首をかしげる人が迎えに来たときは、「狭いところを風船で拡げました」と言葉を選んで、言い直します。相手に合わせるためには、自分も言葉を変換できなければいけません。筆者自身もカテ室の略語に慣れきってしまっているため、よい意味で"脳トレ"になっています！

（若井佳代）

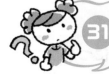 **㉛ カテ室に入る看護師として、どこまでできたら"ひとり立ち"？**

● **カテ室に入る看護師に求められているレベルや業務内容は、**

施設やチームで違います。
- 教育体制・期間が違うため、“ひとり立ち”についての“答え”はありません。
- 到達目標は高すぎず、低すぎず。現場での目標が決まれば、“ひとり立ち”の基準ができます。

カテ室に入る看護師に求められているレベルや業務内容は、施設やチームで違う

「どこまでできたら“ひとり立ち”か」という質問については、さまざまな学会や研究会で心臓カテーテル室の人材育成に携わる人に相談しても、結局答えが出ないテーマだと思います。なぜなら、**求められているレベルや業務内容がその施設やチームで違う**からです。施設の違いというのは、循環器に力を注いでいる、いわば心臓カテーテル専従看護師のような立ち位置があるような病院や、そのようなものはなく指導者も確立されておらず指導する側も手探り状態という病院などがあり、施設によって基礎ラインが違いすぎると思うからです。

救急や内視鏡室で片手間に「IVR（インターベンショナルラジオロジー）だから、心臓カテーテル検査・治療もやって」と言われる施設もあると聞いていましたが、実際にいま自分がそのような環境に置かれてみると、「人材育成をしたいけれど症例数がない！」「カテ日に自分がいない！」など、日々ジレンマとの戦いになります。

以前勤めていた施設では、カテ業者さんがいなくても当たり前に緊急カテは行われるため、ある程度まで看護師にもデバイスの知識が必要でした。その知識はチーム内の臨床工学技士ももっていたため、看護師が必ずしもすべてを知っておかなければならないというわけではありませんでした。そのため、「業者さんのいる通常のカテに入れる看護師であれば、緊急も大丈夫であろう」（これは“ひとり立ち”なのか？）と言われていました（図）。

教育体制・期間が違うため、“ひとり立ち”についての“答え”はない

筆者自身は、前任者が突然居なくなってしまい、最後の弟子であった自分が

通常

CAG　PCI
IVUS　OCT
FFR　Ach負荷
一時ペーシング
ペースメーカ
アブレーション
ロータブレーター®

急変対応

緊急

PCI
IABP
PCPS
一時ペーシング

通常（予定）でも
急変対応は必須！

図　急変対応の主なポイント

しなければならない状況に置かれたため、あらゆることを経験したくて、年間症例のほぼすべてに入り、実際に経験させてもらえました。"ひとり立ち"というより、がんばれとしか言われなかった状況であったと思います。

　ただ、筆者の次に入った看護師に申し訳なかったなと思うことは、医師が「いつもどおりにやって」と言うようになったことです。看護師が変わるということは、術者にとっていつもの指示やほしいと思っているものがほしいタイミングで出てこない、「どうしてわかってくれないんだろう……」と思うなど、ストレスを大なり小なり抱えることになります。そのため、医師のその言葉は、看護師にとっては萎縮してしまうワードでもありました。「"いつもどおりにやってよ"というのは指示じゃないので、やめてください」と、先生に対してがんばって言ったつもりではありますが……。そんな空気があったから"ひとり立ち"をさせるために、真横の立ち位置から少しずつ距離を置き、操作室から見守るという段階を置いて、指導していきました。

　組織によって教育体制も、教育の期間も違うので本当に答えにくいのですが、個人的には前述したことから**"答え"はない**と思っています。

現場での目標が決まれば、"ひとり立ち"の基準ができる

　だからといって、誰でもよいというわけでもなく、「何回か検査に入ったから、次からは一人でがんばってね」と言うのは、早急すぎると思います（現場の看護師と管理者では、意見の違いがあるところかと……）。

すべての検査、ポジション、急変シミュレーションについて、例えばチェックリストなどを用いながら、「準備段階」「経験者」「一人でできる」などと可視化している施設も多いと思います。症例が多い病院であれば、それは有効な判断材料であるかもしれません。ここまでできればよしという判断基準はその施設でもっておいて、管理者は現場で「そこを目標に指導してほしい」と具体的に指導者に伝えてほしいと思います。

指導者は信念や理想を高くもっているから、「高みを目指そう！」なんて、熱血な指導をしたいかもしれませんが、多くの人がカテを経験できるように、またそのレベルに大差がないように症例を配分していくことも求められると思います。そのため、どこを「目標にしているか」については、到達目標を高すぎず、低すぎずというところで、現場で話し合ってください。答えになっていないかもしれませんが、**現場での目標が決まれば、"ひとり立ち"の基準ができる**のだと思います。

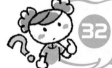

「どこまでできたらひとり立ち？」という質問は、教育サイドとしては本当に悩ましいものです。"答え"を探そうとこの本を手にしてくださった人には申し訳ないのですが、全国のカテ室教育に携わる人は同じ悩みを日々抱えているのだと思っていただけると幸いです。個人的には見守りのなかで、「ライオンのように崖から突き落とす！ でも、梯子はおいてあるよ」という突き放しも必要なのかもしれないと思うこともあります。「自分しかこの患者さんにはいないのだ」という責任感が成長の方向に働けば、カテ看護師として著しく成長しますが、その責任に耐えられないような精神力であれば、もしかしたらカテ室の看護よりはカテ後の看護に向いているのかもしれません（本当に個人的な見解です……）。

（若井佳代）

32 カテ室での被ばくって大丈夫？

- 職業被ばく低減の3原則は時間・距離・遮蔽で、立ち位置で重要なのは距離と遮蔽です。
- プロテクターだけではなく、ゴーグルやネックガードも忘

れずに着用しましょう。
- 余計な被ばくはしないように気をつけ、スタッフの健康被害も知っておきましょう！

職業被ばく低減の三原則は、時間・距離・遮蔽

　医療従事者の被ばくのほとんどは、患者さんからの散乱線によるものといわれています[1]。被ばくを低減するためには、患者さんに放射線を照射する時間を短くすること、散乱線が届かないところまで離れること、また散乱線が届くほどまで近づく場合は"盾"でブロックすることも必要です。このように、職業**被ばく低減の三原則として、時間、距離、遮蔽があります。**

立ち位置で重要なのは距離・遮蔽

　まずできることは、"離れること"です。放射線には「**距離の逆2乗の法則**」という特徴があり、被ばく線量は2倍離れれば4分の1に、3倍離れれば9分の1になります。術者や緊急の介助中などでどうしても離れることができない場合は、遮蔽板を用いることで大幅な被ばく低減が可能になります[2]。

空間線量分布図を作成する

　皆さんの施設では、空間線量分布図は作成しているでしょうか？ 図は空間線量分布図の一例です。細かく数値を記載する必要はありませんが、**"だいたいこのあたりからは線量多めだな"という程度に知っているとよいでしょう。**

　施設によっては、心臓カテーテル室の床にシールを貼って視覚化する、床のデザインを大まかな空間線量分布図のように色分けするなど、さまざまな工夫が行われています。

プロテクターだけではなく、ゴーグルやネックガードの着用も忘れずに

　まず、基本はプロテクターです。プロテクターに0.25や0.35といった数字があるのを見たことがあるでしょうか？ 放射線を遮る指標として鉛当量が用いられており、多くの施設で使われている防護衣は0.25mm もしくは0.35mm鉛当量です。0.25mmのほうが重量はやや軽く、長時間着用するには0.35mmよりも0.25mmが好まれます。そこでよくあるのが、「被ばくの観点から0.35mmの

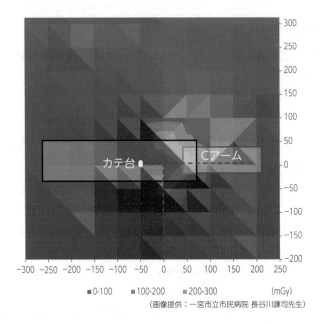

図 心臓カテーテル室の空間線量分布図

ほうがよいのでは？」という質問です。結論は0.25mmと0.35mmは被ばく線量にほとんど差がなく、インターベンショナル・ラジオロジー（IVR）の術者に対して十分な被ばく低減効果があった[3] ことは知っておくとよいでしょう。

　ゴーグルには感染症を予防すること以外に、水晶体の被ばくを低減する効果も期待されています。水晶体はこれまで考えられていたよりも放射線感受性が高く、放射線白内障のリスクはより低線量で発生する可能性があると報告[4] されており、白内障発症の閾値は従来の5Gyから0.5Gyに下げられました。

　またHagaらは、0.07mm鉛当量のゴーグルの遮蔽効果は約60％であり、仮にゴーグルを着用しない場合は新しい水晶体の線量限度である20mSv/年を超過する可能性があることを報告[5] しました。このことから、水晶体を守るためにゴーグルを着用することが求められています。ゴーグルの形状によっても防護効果に違いがあり、水晶体の放射線遮蔽効果は最大で90％ともいわれています。着用には、側面までレンズが広がるようなゴーグルタイプが勧められています[1]。

> **column**

医療従事者の線量限度

　甲状腺に関しては、医療従事者の線量限度は設定されていません。一般的に、累積被ばく線量が100mSvまでは、発がんのリスクと直接の関係はないと考えられています。したがって、甲状腺に関しても累積被ばく線量は100mSv以下になるように放射線防護が必要であると考えられています。含鉛シート製のネックガードの遮蔽効果は約90％と高く、着用する必要があります[1]。

余計な被ばくはしないように心がけ、スタッフの健康被害も知っておくこと

　医療被ばくは、検査・治療により健康上の利益を受けることが期待されています。しかし、職業被ばくに関しては健康上の不利益しかないと考えられています。施設によっては、デジタルサブトラクション血管造影撮影法（digital subtraction angiography；DSA）を行うとき、カテ室から出るように指示があります。DSAというパンニング・フレーミングが必要ない、すなわちカテ室内にスタッフが必要ない状況では、不必要な被ばくを避けるためにカテ室から退室するべきであると考えられているためです。施設の考え方や状況によりますが、**"避けられる被ばくは、量に関係なく避ける"ように行動する**ことが求められています。

　また放射線管理の関係法令（〔改正〕電離放射線障害防止規則、昭和四十七年労働省令第四十一号〔令和3年4月1日より施行・適用〕）により、放射線業務従事者は等価線量限度を超えて被ばくしないように管理されなければいけません。水晶体の被ばくによる白内障、また甲状腺については前述しましたが、それ以外に重要になるのは、皮膚障害、女性医療従事者の乳がんリスク、また胎児の被ばくになります。

皮膚障害

　皮膚障害としては、慢性潰瘍、または機能障害を伴う萎縮性瘢痕が認められる疾病になります[1]。

女性医療従事者の乳がんリスク

　女性の乳がんリスクについては、『乳癌診療ガイドライン2 疫学・診断編 2022年版』[6] でも述べられています。まとめると、女性医療従事者も若年からの乳房に対する頻回な被ばくは、高線量、低線量に関係なく避ける必要があります。

胎児の被ばく

　胎児の被ばくで問題になるのは、胎児死亡、奇形、精神遅滞などが起こる可能性があることです。女性の医療従事者は妊娠が確認され次第、安心して業務が行えるように、管理者と話し合いましょう。

> **ひとカテ メッセージ** 　筆者の息子が3歳くらいのころ、腰にベルトを巻いて、プラスチックの剣を持って"見えない敵"と戦っていました。被ばく低減も似ていますかね？

●引用・参考文献
1）日本循環器学会. 2021年改訂版 循環器診療における放射線被ばくに関するガイドライン. https://www.j-circ.or.jp/cms/wp-content/uploads/2021/03/JCS2021_Kozuma.pdf（2022年12月閲覧）
2）日本医学放射線学会ほか. 医療スタッフの放射線安全に係るガイドライン：水晶体の被ばく管理を中心に. http://jns.umin.ac.jp/jns_wp/wp-content/uploads/2020/10/suisyoutai_pnf_0807final.pdf（2022年12月閲覧）
3）Mori H, et al. Evaluation of the effectiveness of X-ray protective aprons in experimental and practical fields. Radiol Phys Technol. 7(1), 2014, 158-66.
4）ICRP. Publication 118: ICRP Statement on Tissue Reactions / Early and Late Effects of Radiation in Normal Tissues and Organs – Threshold Doses for Tissue Reactions in a Radiation Protection Context. https://www.icrp.org/publication.asp?id=ICRP%20Publication%20118（2022年12月閲覧）
5）Haga Y, et al. Occupational eye dose in interventional cardiology procedures. Sci Rep. 7, 2017, 569.
6）日本乳癌学会. 乳癌診療ガイドライン2 疫学・診断編 2022年版. 第5版. 東京, 金原出版, 2022, 408p.

（今井俊輔）

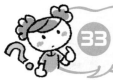

33 急変時はどうやって対応する？

- 合併症による急変が「いつ、どのタイミングで起こるか」を予測するのは本当に難しいです。
- 急変対応では徴候にいち早く気づき、声に出して伝えられるように"心の準備"をしましょう。
- 患者さんや家族への配慮を忘れないようにして、相手の立場になって声かけを行います。

合併症による急変が「いつ、どのタイミングで起こるか」を予測するのは本当に難しい

　合併症による急変について、「経験したことがないから不安」「実際に急変が起こったらどうしよう」という意見はよく耳にします。私自身も心臓カテーテル室に入り始めたころは、そんな不安を抱えながら検査や介助についていました。合併症は、「前回起こらなかったから、大丈夫」ということは100％ありません。**合併症が「いつ、どのタイミングで起こるか」なんて、予測するのは本当に難しいですし、予測していても実際にはわかりません。**

　ただ「予測している」ということはとても大切で、介助につく際には準備をしておく必要があります。ここでは、実際の準備についてはもちろんですが、「自分自身の準備が整っていますか？」という話もします。

急変対応では徴候にいち早く気づき、声に出して伝えられるように"心の準備"をする

　心臓カテーテルや合併症の知識、また合併症が起こったときにどうすればよいかに関する知識があっても、その場所でいざ何かが起こったときに必要なものがなかったり、その使い方を知らなかったり、連携がとれなかったりすれば、患者さんにとって不利益を生じさせてしまいます。

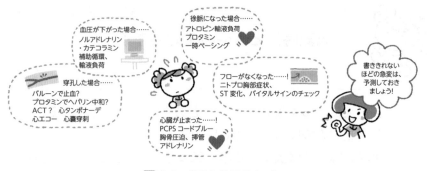

図 急変の徴候と予測ポイント

急変に対応できるかどうかは、**急変の徴候にいち早く気づくことができるかどうか**にかかっています（図）。もし異変を察したら、術者に声で伝えるようにしてください。モニターの音や、術者どうしで話している最中に、「自分が声を発すると邪魔になるのではないか」と、思っていることを声に出せないスタッフもいるかもしれません。もしほんの少しの勇気を後押ししてほしければ、一緒に介助についているチームにも相談してみましょう。ただ、**相談をしているうちにもあっという間に容体は悪くなるので、声に出したほうが絶対よい**です。

次に、「何が起こっているのか」を自分が理解できていればいちばんよいのですが、医師の指示に沿って対処をしていきましょう。不安でしょうが、自分自身の"心の準備"もしておいてください。でなければ、せっかく勉強してきた知識も、いざというときに患者さんのために使えません。

患者さんや家族への配慮を忘れないようにして、相手の立場になって声かけを行う

目の前の急変のせいでおざなりになってしまいがちなことが、**患者さんや家族への配慮**です。患者さんこそ、不安や恐怖を感じていると思います。冷静に対処しながら、適宜**「大丈夫ですよ」という声かけ**を行いましょう。処置や指示に追われているかもしれませんが、**必ず気にかけてあげてください**。カテ室や待合室の構造によっては、カテ室のなかの声が丸聞こえになる施設もあるかもしれません。そういった施設の場合は、とくに落ち着いて、騒がないようにしましょう。

処置などが長引く場合は、リーダーの看護師に依頼や相談をして、家族にも

状況を少し伝えるといった配慮もお願いします。自分の身内がカテ室に入ったまま、なかで何が起こっているかわからないという不安な状況にさらされたら、どんな言葉がほしいでしょうか。**相手の立場になって考えてみる**のがよいかなと、思います。

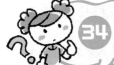

私のジンクスには、「過剰に準備しておけば、何も起こらない」というものがあります。"マイナス思考"の人間なので、カテ室ではどん底のレベルまで悪い状況を考えています。もっと気楽に検査・介助についてもよいと思うのですが、そこまで落として考えていれば、ちょっとしたことが起こったとしても、私の心臓はびくともしません。"マイナス思考"の人は試してみてください（笑）。

（若井佳代）

34 ロータブレーター®やキッシングバルーン法（KBT）のとき、「ノルアドや硫アト、用意しておいて！」と言われたら？

- ノルアドレナリンや硫酸アトロピンは、経皮的冠動脈インターベンション（PCI）を行うときには必ず準備しています。
- 緊張する症例でもすぐに薬剤を出せるように、予測看護を行いましょう。
- 薬剤については、組成や1回投与量を理解したうえで準備しましょう。

ノルアドレナリンや硫酸アトロピンは、経皮的冠動脈インターベンション（PCI）を行うときには必ず準備する

ロータブレーター®やキッシングバルーン法（kissing balloon technique；KBT）のときに、「ノルアドや硫アト、用意しといて！」と言われることがあると思います。ただ、緊張度の高いときとそうではないときがあるようです。筆者個人としては、緊張度の高くない検査なんてあるのかなと思いますが、「とく

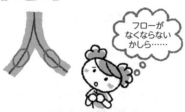

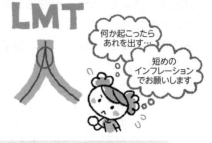

大事なのは「いつでも何か起こるかもしれない……」
という予測と対応を心がけること

図 予測看護のポイント

に緊張する症例」という意味で話をします。

ノルアドレナリン（ノルアド）や硫酸アトロピン（硫アト）は、経皮的冠動脈インターベンション（percutaneous coronary intervention；PCI）を行うときには必ず準備していると思います。

「いちばん緊張する病変はどこか」と心臓カテーテル室に入るスタッフに聞くと、十中八九が左冠動脈主幹部（left main trunk；LMT）病変と答えるのではないでしょうか。なぜLMT病変がとくに恐ろしいかは、ご存じのとおり"死"に直結してしまうかもしれない場所だからです。ロータブレーター®やKBTに限らず、**「どこをターゲットとして治療しているか」ということが緊張度にかかわってくる**のではないでしょうか。

右冠動脈（right coronary artery；RCA）病変の治療中は徐脈、ブロックが起きるかもしれないと、アトロピンや一時ペーシングがすぐに出せるようスタンバイしていますよね。

KBTのように分岐部病変の場合は、どちらの枝もつぶれないように、フローがなくならないようにと願っていますよね。枝が閉塞してしまったら、どのような症状が起こってしまうかを考えておけばよいという話だと思います。

また、ロータブレーター®では穿孔した場合にどう動くかという予測を頭のなかで描き、実践できるようにしていたほうがよいです。

このように、**予測看護を行うのに尽きるのが、心臓カテーテル看護**だと思います（図）。「穿孔してしまうと何が起こるのか？」という視点から、カテ看護の内容を整理してみてください。

薬剤については、組成や1回投与量を理解したうえで準備しましょう

では、カテ時に準備している薬剤は、いつ、どのような方法で投与されるのでしょうか。施設によって、薬剤の組成は決まっていると思います。**ノルアドや硫アトといった薬剤については、組成や1回投与量（1回にどのくらい投与するのか）を理解しておかなければなりません。**

ノルアドや硫アト以外にも、**ニトプロ®やシグマート®、アンカロン®やサンリズム®などについては、使い方や投与方法、またそもそもどこにあるかを必ず覚えてください。**

「薬剤を準備して！」と言われて準備できないスタッフに、命は預けたくないと思います（少なくとも個人的には……）。自分がそこまでできているかについて、いま一度振り返ってもらえるとよいなと思います。

> **ひとカテ メッセージ**
>
> 緊張度とはまた違うのかもしれないですが、医師がやたらとデバイスを変えたり、要求したりしてくると、「難渋していますね、うまくいっていないのか……」と思います。また、「エコー、準備しといて」とぽそっと言われると、「え……、やったのか（穿孔したのか）。手ごたえがあったのか……」とプロタミンを準備したり、「バルーンで止められるかな……」と穿孔したときに必要な物品を粛々と準備したりしますよね。「粛々と各々ができることを行う」ということが、カテ室のチームならではの動き（ダイナミクス）を決めるのかも。

（若井佳代）

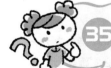

35 圧がなまるのはどんなとき？どうしてそうなる？

- 圧がなまるのは、モニタリングしていて血圧が下がっているように見えるときです。
- 圧がなまるタイミングは決まっていますが、それ以外のタイミングで起こるなまりにも注意しましょう。

- ほかのモニタリングと併せて、圧のなまりを見ることも重要です。

カテーテルの先端から伝わる圧を見ている

　心臓カテーテル検査・治療中にモニタリングしている血圧波形は、カテーテル先端に伝わる圧を表示しています。**圧がなまるのはモニタリングしていて血圧が下がっているように見えるとき**だと考えられますが、本当に血圧が下がっているのかどうかについて考えることも必要です。カテーテル操作の影響か、それは予期していたものなのかなどを考えながら、また医師にどのように報告すればよいかについて判断します。

圧がなまるタイミングは決まっている

　カテーテルの先から圧力トランスデューサまでの間で圧を伝えるのに妨げになるものがあれば、実際は血圧が下がっていなくても圧波形は低くなり、なまってしまいます。例えば、カテーテルの中にものがたくさん入っていたり、カテーテルの先が塞がりかけていたりする状況などがあります。

　どんなときに圧がなまるかを知っておけば、圧がなまっているだけなのか、本当に血圧が下がっているのかを予測することができます。カテの流れのなかで、考えていきましょう。圧がなまるタイミングは決まっていますが、それ以外のタイミングで起こるなまりにも注意しましょう。

カテーテル先端が冠動脈の入口近くまで到達するとき

　まずカテーテル先端が、冠動脈の入口近くまで到達します。このとき、カテーテル先端から伝わる血圧は、検査・治療中の基準になるので、必ず確認しておきましょう。圧波形がなまっている場合は、**カテーテル内に空気が残っていたり、カテーテル自体が折れ曲がっていたりする**ことがあります。そのため、圧がなまっていることを術者に伝えるようにしましょう。

カテーテル先端が冠動脈の入口に挿入されるとき

　次にカテーテル先端が、冠動脈の入口に挿入（エンゲージ）されます。冠動

脈の入口付近がカテーテルより太い場合はカテーテルの横から血液が冠動脈へと流れ込みますが、カテーテルより狭い場合は冠動脈へ流れる血液が遮られてしまい、カテーテルの先から伝わる圧も下がります（圧波形がなまる）。

その他にも、**冠動脈の入口ではなく大動脈の壁にカテーテル先端が当たっているときや、冠動脈の入口をカテーテル先端で傷つけたとき（解離）**にも圧波形がなまるので、造影剤を注入する前には術者に伝えるべきです。気づかずに造影剤を勢いよく注入すると、解離が広がったり、気泡や血栓を冠動脈に押し入れてしまったりする可能性があります。

デバイスがカテーテルを通して出し入れされるとき

治療が進んでいくと、さまざまなデバイスがカテーテルを通して出し入れされます。それらによって**カテーテルからトランスデューサまでの圧が遮られたとき**にも、圧波形はなまります。これは避けられない圧のなまりなので、デバイスがカテーテル先端から出てから圧波形を確認します。

ほかのモニタリングと併せて圧のなまりを見ることも重要

ほかにも、**術者の意図的な手技によって起こる圧のなまり**があります。例えば、ディープエンゲージという手技があります。冠動脈の折れ曲がりや狭窄がきついときに、バルーンやステントなどが目的のところまで到達しないことがしばしばあります。このようなときは、ディープエンゲージによってわざとカテーテルを冠動脈の深くまで入れて、デバイスを通過しやすくさせます。折れ曲がりや狭窄の向こうに、カテーテルでトンネルを作るようなイメージです。

ディープエンゲージ中、カテーテル先端の圧は血圧を反映しなくなってしまうことが多いです。そのため、モニタリングでは非観血血圧（non-invasive blood pressure；NIBP）のマンシェットによる血圧測定などで代用する必要があります。術者も冠動脈の血流が減ることはわかっているので、急ぎながらも慎重にモニタリングを行っています。私たちカテ室スタッフは、「患者さんの症状が出現・増強していないか？」「顔色は大丈夫か？」など、術者の"第3の目"として動きたいですね。また、**冠動脈の血流が減ると、心電図や血圧も変化します**。とくに心電図変化は、モニタリングでは重要なポイントだと思います。

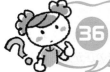

**ひとカテ
メッセージ** 筆者自身、カテ室に入りたてのころは、間違っていないかどうかが不安で術者に言いにくかったことを覚えています。術者に報告しようと思ってしまうとハードルが上がりますが、気づいたことを伝えて、術者に教えてもらうように切り替えてみると、ハードルが下がって発言しやすくなりました。もう一つはセカンドの先生、もしくはメディカルスタッフに質問しているとみせかけて、術者にも聞こえる声で言うというのもハードルが下がって言いやすかったです。

（柳田開成）

36 12誘導心電図モニターで何がわかるの？心電図変化を把握するのが難しい……

- 心臓は大きく前、後ろ、下と3つの部位に分けられます。
- 12誘導心電図では、前、後ろ、下のそれぞれから心筋の状態を把握できます。
- 心臓の各部位を栄養している冠動脈を知ると、心電図変化を予測しやすいです。

心臓は大きく前、後ろ、下と3つの部位に分けられる

　心臓は前の筋肉、後ろの筋肉、下の筋肉で作られたボールのような臓器です。病棟でモニターされる心電図は1つの誘導を選択して心臓全体をまとめてモニタリングしており、どこの筋肉が苦しんでいるかまではわかりません。3つの部位（前、後ろ、下）のどこが苦しんでいるかを探すために、胸に6枚、両腕に1枚ずつ、両足に1枚ずつ、それぞれ電極（シール）を貼ります。**心臓の前、後ろ、下で各部位の心筋の状態を把握する（"声"を聞く）のが12誘導心電図です。**

12誘導心電図では、前、後ろ、下のそれぞれから心筋の状態を把握する

胸部誘導

まず胸部誘導では、胸骨を挟んで右側にV_1、左側にV_2、V_2から脇腹までV_3〜V_6と順番に計6枚のシールを貼ります。過去の12誘導心電図との違いを評価するために、**シールを貼る場所は詳細に決められています**（図）。シールを貼った場所の奥にある心筋の"声"が聞けるというようにイメージすると、わかりやすいです。

胸の前側に貼ったシールV_1〜V_4で心臓の前側（前壁）の"声"、脇腹に貼ったシールV_5〜V_6で前から後ろにかけて（前壁から後壁）の"声"を聞いています。冠動脈からの血液供給が滞ると、心筋は"悲鳴"をあげます（あくまでもイメージです）。"悲鳴"をあげた部位の心電図は変化し、完全に血液が来ない場合（貫壁性梗塞）は"甲高い声"をあげるかのように心電図のST部分は上がります。血液は来ているのに血流量が足りない場合（非貫壁性梗塞）は"低いうめき声"のようになり、ST部分は下がります。胸部誘導では、前壁から後壁の"声"は聞こえますが、下壁の"声"は聞こえません。

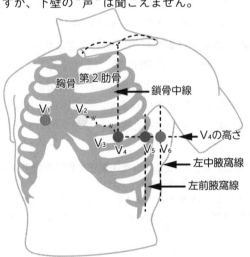

図 胸部誘導における電極位置（単極誘導）

　下壁の"声"を聞くうえでは、四肢誘導が有効です。**四肢誘導では、両腕、両足に貼った計4枚のシールが活躍します。**心臓から遠い部分に貼るので1枚のシールでは聞こえにくいため、Ⅰ〜Ⅲ誘導は2枚で1組にして心筋の"声"を聞きます。左腕と右腕で心臓の左前から後ろ（Ⅰ誘導）、左足と右腕で下壁（Ⅱ誘導）、左足と左腕で下壁（Ⅲ誘導）の"声"を聞いています。

　つまり、下壁が"悲鳴"をあげるとⅡ誘導とⅢ誘導が変化します。残りの3つの誘導については、最後の文字を見ると、どこから心筋の"声"を聞いているかがわかります。aVR（right）では右側から心筋全体、aVL（left）では左側の前壁から後壁、aVF（foot）では足側から下壁にかけて、心筋の"声"を聞くことができます。

心臓の各部位を栄養している冠動脈を知ると、心電図変化を予測しやすい

　12個の心電図をじっくり見て過去の心電図と比較する時間があれば、心電図変化を見つけるのは簡単かもしれません。しかし、心臓カテーテル室では、常に心電図を見続けることで変化を見つけるのは難しいと思います。

　そこで、**冠動脈がどこの部位を栄養しているかを知ると「変化するかも？」という予測ができる**ので、心電図変化に気づきやすくなります。例えば、左前下行枝を治療しているときは左前下行枝が心臓の前側を栄養しているので、虚血になると胸部誘導の心電図が変化します。心電図は血圧よりも先に変化するとされているため、逃したくないモニタリング項目の1つです。

> **ひとカテ**
> **メッセージ**
>
> 新人のころは、12個ある心電図変化や血圧変化を見逃さないようにと、モニターから目を離せませんでした。しかし、いちばん大切なモニタリング項目は、患者さんの訴えだと思います。「患者さんが何か言いたげではないか？」と考えることを忘れずにしたいですね。

（柳田開成）

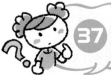

37 造影剤によるアナフィラキシー、心原性ショック、迷走神経反射に、スムーズに対応できるアセスメントは?

- 症状や対応が似ているけれども少し違うことを意識します。
- ほかの要因がないかどうかをしっかり観察して、アセスメントしましょう。
- 起こったきっかけやタイミング、その症状で何が起こったのかも推測します。

症状や対応が似ていても少し違うことを意識し、ほかの要因がないかどうかを観察してアセスメントする

　まずは造影剤によるアナフィラキシー、心原性ショック、迷走神経反射(ワゴトニー)について、症状および対応を表1~3に示します。ただし、アナフィラキシーについては、何に対するアナフィラキシーなのかで話は変わります。ラテックス、局所麻酔、消毒、ヘパリンなどもアレルギーを起こすので、注意してください。

　造影剤によるアナフィラキシー、心原性ショック、ワゴトニーをそれぞれ簡単に分類すると、**症状や対応が似ているけれども少し違う**ことがわかります。とくにワゴトニーはとても微妙で、何か別の合併症が潜んでいることも考えられます。そのため、**ほかの要因がないかどうかをしっかり観察して、アセスメントする**必要があります(図)。

　心臓カテーテル室では、症状が治まる程度の軽症から補助循環を入れなければならないほどの重症までいろいろありますが、**起こったきっかけやタイミング、そ**

表1 **造影剤によるアナフィラキシーの症状と対応**

症状	・呼吸器(くしゃみ、咳、SpO₂低下、咽頭浮腫による気道閉塞、気管支狭窄など) ・皮膚(掻痒感、蕁麻疹、顔面紅潮、冷汗など) ・消化器(嘔気・嘔吐) ・循環(血圧低下)
対応	・アドレナリン0.3~0.5mg筋注(大腿部推奨) ・ステロイド、輸液投与 ・酸素投与、気管内挿管

123

表2 心原性ショックの症状と対応

症状	急激な血圧低下、徐脈など
対応	・カテコラミン投与 ・補助循環(大動脈内バルーンパンピング〔IABP〕、経皮的心肺補助法〔PCPS〕) ・両鼠径部からアプローチできるかどうかについて病棟へ連絡する(ベッドコントロール)

表3 迷走神経反射（ワゴトニー）の症状と対応

症状	・意識レベルの低下(反応が鈍い)、生あくび ・消化器：嘔気・嘔吐 ・循環：徐脈、血圧低下
対応	・アトロピン投与 ・輸液負荷 ・ノルアドレナリン投与

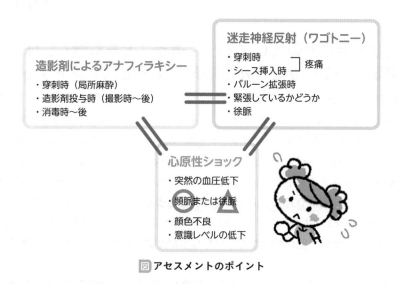

図 アセスメントのポイント

の症状で何が起こったのかを推測します。経験がものをいうものかもしれませんが、案外そういうちょっとしたことが「キーワード」になることもあります。

ひとカテ
メッセージ

ヘパリン起因性血小板減少症(heparin-induced thrombocytopenia；HIT)の経験はありますか？ 筆者は疑わしい人との遭遇はありましたが、いまだにありません。ヘパリンを使用する検査でヘパリンのアレルギーを起こされると、すべてヘパリンなしとなり、アルガトロバンの投与（体重の把握は必須！）となるなど、ほかの急変より厄介だなと、イメージトレーニングをしています。アルガトロバンの投与方法は急に聞かれても

暗記できていて答えられる人はほぼいないと思うので、施設で急変シミュレーションを行うときには希釈や投与方法について話し合っておくことをお勧めします。HIT対応セットを作っていましたが、幸いにもまだ出番はありません。滅菌期限の確認が仕事として増えただけになっていますが、安心を準備したと思えば……、というところでしょうか。

（若井佳代）

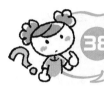

38 注意すべき薬剤や確認しておくべき薬剤には、どのようなものがある？

- 2剤併用抗血小板療法（DAPT）の実施や硝酸薬の使用、血糖降下薬の内服があるかどうかを確認します。
- 抗凝固薬（サラサラ系の薬剤）では、薬剤の用量を把握しておきましょう。
- 血糖降下薬（ビグアナイド系の薬剤）では、休薬時間に気をつけましょう。
- 血流予備量比(FFR)検査や心筋シンチグラフィ(MIBI)検査では、カフェインを摂取しないようにします。

2剤併用抗血小板療法（DAPT）の実施や硝酸薬の使用、血糖降下薬の内服があるかどうかを確認する

　待機的カテーテルであれば、入院時に薬剤師の介入があるため、休薬しなければならない薬剤があればカルテに記載される時代になっています。

　心臓カテーテル検査・治療で気にすべき内服薬については、**2剤併用抗血小板療法（dual antiplatelet therapy；DAPT）が行われているかどうか、硝酸薬の使用（内服に限らず）はあるのかどうか**を確認します。

　また、糖尿病の治療を受けている患者さんでは造影剤を使用するため、**血糖降下薬（ビグアナイド系の薬剤）の内服があるかどうか**を入院前の外来からチェックしています。内科外来でカテの日取りを決めると、患者さんに休薬の

説明をしなければならないため、お薬手帳をものすごい形相で見ていた記憶があります。よっぽどカテ室にいるほうが緊張しない外来業務でした……。

抗凝固薬の用量や血糖降下薬の休薬時間にも気をつける

抗凝固薬

抗凝固薬（サラサラ系の薬剤）ですが、単剤のみを内服していて、治療になったら追加で内服の指示が出るという病院もあると思います。患者さん全員が同じように内服しているわけではないので、タイムアウトのときに「何を何mg内服しているか」など、**薬剤の用量を共通認識として把握しておきましょう。**

血糖降下薬

血糖降下薬（ビグアナイド系の薬剤）の注意点は、造影CTを撮るときと同じです。**休薬は2日間で、カテ後も乳酸アシドーシスをきたすことがあるため、休薬を48時間とる必要があります。**乳酸アシドーシスの恐ろしいのは、急変する割合が高く、死亡の報告もあがっていることです。前駆症状は、主に消化器科疾患のような嘔気・嘔吐、下痢、腹痛などから始まり、重篤化すると呼吸障害、循環障害（血圧低下、頻拍）、意識障害などが起こります。

患者さんに、カテが終わったから、「さぁ、ごはんですよ〜」と、いつもどお

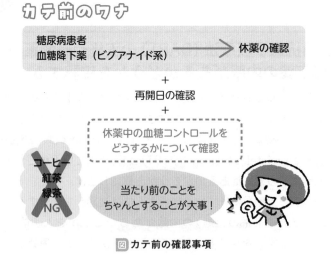

図 カテ前の確認事項

り血糖降下薬を一緒に渡してしまった……なんてことがあると、運悪く重篤化することもあり、たいへん危険です。そういうことを知っておくと、慎重に与薬することができるのではないでしょうか（いつでも慎重に与薬しているとは思いますが……）（図）。

　また、糖尿病の患者さんが普段の内服薬を休薬するということは、血糖コントロールをほかの手段で行う必要があることを意味します。**血糖測定やスライディングスケールの指示が出る**と思いますが、糖尿病の患者さんで指示が出ていないことがあれば、主治医に確認できるようにもなってください。

column

カテ前24時間はカフェイン摂取を禁止する

　余談ですが、内服とは違いますが、カフェインの摂取をカテの患者さんには控えてもらっていると思います。カフェインを摂取していると、血流予備量比（fractional flow reserve；FFR）検査にアデノシンを使用する場合にはその効果が減弱してしまい、正確な値が反映されないからです。

　虚血の証明を行うことが診療報酬の算定で必要になっているのですから、患者さんの準備を担当する看護師側も患者さんの状態を整えたうえでカテに望めるように管理してほしいです。入院時オリエンテーションでは、カフェインが具体的には何に入っているかを説明したり、検査までの飲み物を指定してお願いしたりするとともに、カテ前に約24時間は摂取を我慢していただくようしっかり禁止してください。

**ひとカテ
メッセージ**
外来勤務をしていたときに心筋シンチグラフィ（Tc-99mメトキシ・イソブチルイソニトリル〔MIBI〕）検査の説明や介助もよく行っていました。MIBI検査も同じく、カフェインは禁止です。ある患者さんが、ペットボトルを水筒代わりに飲み物を入れて持参したことがあります。ペットボトルには麦茶と書いてあるのに、色は緑茶でした……。もしかして……と聞くと、やはり中身は緑茶。「カフェイン入りなので、飲まないでください！」と止めることができました。ラジオアイソトープ（RI）検査はキャンセルがきかず、薬剤も高価なため、検査とカフェインについて説明はしたつもりでしたが、相手が理解しているかどうかについても念入りに確認していかなければならないなぁ……とあらためて思いました。

カテ前にコーヒーを飲んでしまった患者さんを経験したことも、皆さんはあるのではないでしょうか？　筆者が患者さんであれば、コーヒー好きなので、うっかりやってしまうかもしれません……。

（若井佳代）

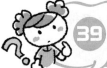

39 分岐部病変の治療ストラテジーについて、教えてほしい！

- 冠動脈造影（CAG）、血管内イメージングモダリティを駆使して、側枝合併症を予測します。
- 近位部最適化手技（POT）では、ステントの近位部を血管のサイズに合ったバルーンで拡張します。
- キッシングバルーン法（KBT）では、2つのバルーンを用いて分岐部血管を2本同時に拡張させます。

冠動脈造影（CAG）、血管内イメージングモダリティを駆使して、側枝合併症を予測する

　分岐部病変では、本幹の病変をバルーンで拡張したときやステント留置をしたときに、側枝の閉塞や狭窄をきたす側枝合併症を生じることがあります。主な原因は、本幹の側枝方向にあるプラークがステント留置後に側枝の入口部へと移動し、側枝の狭窄を生じるプラークシフトや、カリーナ（ステントの突起部）が側枝方向に押し上げられて側枝入口部に狭窄を生じるカリーナシフトが考えられます。そのため、あらかじめ側枝にもガイドワイヤーを挿入（ワイヤープロテクト）しておき、側枝合併症が生じたときにすぐに対処できるように準備しておく必要があります。

　こうした側枝への影響については、**プラークの分布を冠動脈造影（coronary angiography；CAG）や血管内イメージングモダリティで観察することで予測を立てることができます。**

　分岐部病変はCAGから病変部位、本幹と側枝の分岐角度や灌流域、病変の形

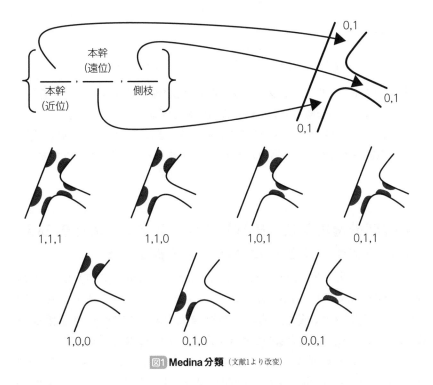

図1 **Medina分類**（文献1より改変）

態を評価します。病変形態は**Medina分類**[1]を用いて評価されます。分岐部病変の本幹の近位部、本幹の遠位部、側枝の3つに分けて、それぞれの部位に狭窄がある場合を「1」、狭窄がない場合を「0」として、分岐部の種類を7つに分類します（図1）[1]。CAGで側枝の入口部に狭窄がある分岐部病変（Medina分類の1-1-1や0-1-1などの真の分岐部〔true bifurcation〕病変）は、側枝閉塞のリスクが高いため、注意が必要とされる要素の一つです[2]。

　同様に、**血管内イメージング**でも、分岐部や側枝入口部のプラーク分布から側枝閉塞のリスクを評価します。また、血管内エコー法（intravascular ultrasound；IVUS）で記録した長軸画像でカリーナの先端が尖った形状（eyebrow sign）が見られる場合、本幹にステント留置したときにカリーナシフトが生じやすいことも報告されています[3]。

　側枝合併症のリスクが高いと考えられる場合、病変の前処置として方向性冠動脈粥腫切除術（directional coronary atherectomy；DCA）を用いてプラークを切除して、側枝に対するステント留置時に起こりうる合併症を予防する手技も行われています。

- ジェイルドバルーンテクニック：あらかじめ側枝にバルーンを留置して、ステント留置と同時に側枝入口部も拡げるテクニックです。
- ジェイルドコルセア：ステントを留置するときに、あらかじめ側枝に冠動脈貫通用カテーテル（コルセア®）を留置しておくテクニックです。

近位部最適化手技（POT）では、ステントの近位部を血管のサイズに合ったバルーンで拡張する

近位部最適化手技（proximal optimization technique；POT）は、近位部（proximal）を最適化（optimization）する手技（technique）として考えられています。**POTでは、分岐部病変で側枝をまたぐようにステントを留置した後に、ステントの近位部を血管のサイズに合ったバルーンで拡張します**（図2）[4]。とくに左冠動脈主幹部（left main trunk；LMT）病変においては、左前下行枝（left anterior descending artery；LAD）または左回旋枝（left circumflex artery；LCX）とLMT本幹で血管サイズに大きな差があり、ステント留置後にLMTではステントストラットが血管内膜に圧着していない圧着不良（malapposition）を生じてしまいます。このような場合、POTを行うことでステントストラットをしっかりと血管壁に圧着させることができます。

また、側枝入口部はステントストラットに覆われた状態になります。これを

Step 1	Step 2	Step 3	Step 4

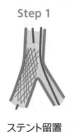 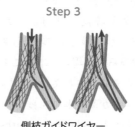 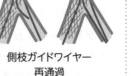 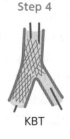

ステント留置	POT	側枝ガイドワイヤー再通過	KBT

図2 近位部最適化手技（POT）とキッシングバルーン法（KBT）の流れ （文献4より改変）

ステントジェイル（stent jail）と呼びます。このステントジェイルされた側枝にガイドワイヤーを再通過させる際に、先にPOTを行うことでステント近位部が大きく拡がり、ステントのより遠位部から通過させやすくなります。また、ガイドワイヤーがステントの外側を通過するリスクや、ガイディングカテーテルやバルーンなどでステントの近位部が変形する（stent deformation）リスクを低減することができます。

▶ column

ステント圧着不良（malapposition）

ステントの圧着不良はステント留置後の急性期、慢性期におけるステント血栓症（stent thrombosis）の原因となる因子の一つです[5]。予防のためには、ステント留置後に血管内イメージングモダリティでしっかりと観察することが重要です。

キッシングバルーン法（KBT）では、2つのバルーンを用いて分岐部血管を2本同時に拡張させる

キッシングバルーン法（kissing balloon technique；KBT）は、2つのバルーンを用いて分岐部血管を2本同時に拡張させる手技です。同時に2本閉塞させるため、血圧や心電図変化、患者の訴えに注意が必要になります。

側枝合併症を生じるリスクが高い場合、ステント留置の前処置としてKBTを行うことがあります。あらかじめKBTをしておくことで、本幹をバルーン拡張したときやステント留置したときに、側枝閉塞などの合併症を予防することができます。

また、分岐部病変において本幹にステント留置した後、側枝入口部はステントジェイルされた状態になります。側枝入口部のステントストラットは血管内膜に圧着していないため、慢性期において側枝の治療が必要になった場合、ジェイルされたステントストラットにより手技に支障をきたす可能性があります。KBTはこのジェイルされた側枝入口部に「穴開け」をするためにも行われます。

ステント留置後にKBTを行う前に、側枝にガイドワイヤーを再通過させる必要があります（図2〔Step 3〕）[4]。このとき、側枝のガイドワイヤーを通過さ

せる位置はステントの拡がり方に大きく影響するため、血管内イメージングモダリティでしっかりと観察することが重要となります。

　また、KBTを行うときは、側枝のプラークにも注意が必要です。バルーン拡張により側枝に解離や狭窄を生じることがあります。その場合、側枝にもステント留置を考慮しなければなりません。

　KBTの実施は施設や術者により異なることがありますが、分岐部病変にステント留置した後は、KBTを施行することが通常の初期アプローチとする報告[4]もあります。一方で、ステントジェイルされた側枝がCAGでは狭窄があるように見えても血流予備量比（fractional flow reserve；FFR）を施行した結果、有意な虚血は27％しかなかったとの報告[6]があります。すべての分岐部病変に対してKBTを行う必要はなく、側枝の血管サイズ、灌流域、血流の程度によって、術者はKBTの必要性を考えます。

> **ひとカテ メッセージ**　ジェイル（jail）は英語で「刑務所」を意味します。語源は、ラテン語の「檻（おり）」からきています。ステントジェイルは側枝入口部を見ると、檻のようになっているイメージです。

●引用・参考文献

1）Medina A, et al. A new classification of coronary bifurcation lesions. [Article in Spanish] Rev Esp Cardiol. 59(2), 2006, 183.

2）渡邉真言. 側枝合併症予測因子について. Coronary Intervention. 11（4）, 2015, 80-6.

3）Suárez de Lezo J, et al. Predictors of ostial side branch damage during provisional stenting of coronary bifurcation lesions not involving the side branch origin: an ultrasonographic study. EuroIntervention. 7(10), 2012, 1147-54.

4）Albiero R, et al. Treatment of coronary bifurcation lesions, part I: implanting the first stent in the provisional pathway. The 16th expert consensus document of the European Bifurcation Club. 18(5), 2022, e362-e376.

5）Windecker S, et al. Paradoxical embolism. J Am Coll Cardiol. 64(4), 2014, 403-15.

6）Koo BK, et al. Physiologic assessment of jailed side branch lesions using fractional flow reserve. J Am Coll Cardiol. 46(4), 2005, 633-7.

（村田貴志）

3章

特殊なカテ
の
ギモン！

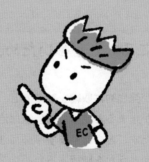

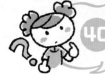

④⓪ 冠攣縮誘発試験って、どんなもの？

- 冠攣縮狭心症を疑うとき、冠動脈造影時に冠攣縮誘発試験を追加します。
- 冠攣縮は早朝に起こることが多いため、午前中に冠攣縮誘発試験を行います。
- 冠攣縮誘発試験では重篤な合併症が起こる頻度は高いため、テンポラリーペースメーカなどを準備しましょう。

冠攣縮狭心症を疑うとき、冠動脈造影時に冠攣縮誘発試験を追加する

　自覚症状や心電図変化があり狭心症が強く疑われる際に、冠動脈造影が行われます。しかし、狭心症で狭窄を認めない場合もあります。そのような場合で、イベントが狭心症以外に考えられないときは、冠攣縮狭心症を疑い、**冠動脈造影時に冠攣縮誘発試験を追加する**ことがあります。

冠攣縮は早朝に起こることが多いため、午前中に冠攣縮誘発試験を行う

　冠動脈の内側にある筋肉が発作的に収縮を起こすと、一時的に狭心症を起こします。冠攣縮では、発作が止まると狭心症の症状は治まりますが、攣縮発作が強い場合は心筋梗塞をきたすこともあります（図）。確定診断を目的として、攣縮を起こしやすい冠動脈かどうかを確認するために、冠攣縮誘発試験を行います。

　試験の方法は、攣縮を誘発する薬剤を冠動脈に投与し、攣縮が起こっているかを造影で確認します。高用量を一気に投与するのではなく、用量を徐々に上げていきます。冠攣縮は早朝に起こることが多いとわかっているので、**冠攣縮誘発試験は午前中に行うほうがよい**とされています。

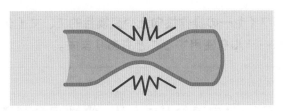

図 冠攣縮の発生イメージ

冠攣縮誘発試験では重篤な合併症が起こる頻度は高いため、テンポラリーペースメーカなどを準備する

薬剤によって攣縮発作を誘発するので、攣縮が再現されれば狭心症の症状が現れます。多くの枝に攣縮が起こった場合、心原性ショック、重症不整脈、心停止などの重篤な合併症が0.89%[1] で起こるとされています。そのため、**テンポラリーペースメーカや除細動器**の準備・確認をしておきます。

ひとカテ メッセージ　合併症が起こった際には早急に攣縮を解除する必要があるので、誘発剤だけでなく、硝酸薬も準備しておきましょう。

●引用・参考文献
1）　日本循環器学会. 慢性冠動脈疾患診断ガイドライン（2018年改訂版）. https://www.j-circ.or.jp/cms/wp-content/uploads/2020/02/JCS2018_yamagishi_tamaki.pdf（2022年12月閲覧）

（柳田開成）

41 慢性完全閉塞（CTO）に対する経皮的冠動脈インターベンション（PCI）の方法は？

- まずはJ-CTOスコアなどにより、慢性完全閉塞（CTO）病変を評価します。
- 順行性アプローチ、パラレルワイヤーテクニック、逆行性アプローチなどにより、ガイドワイヤーを通過させます。

- ガイドワイヤーの操作性向上や交換目的で、マイクロカテーテルを使用することもあります。

まずはJ-CTOスコアなどにより、慢性完全閉塞（CTO）病変を評価する

治療対象となる慢性完全閉塞（CTO）

慢性完全閉塞（chronic total occlusion；CTO）**は、3ヵ月以上にわたって血管が閉塞している病変です。**狭窄病変とは違い、経皮的冠動脈インターベンション（percutaneous coronary intervention；PCI）のなかでも難易度が高く、治療には高い知識と経験が必要となります。

CTOは冠動脈疾患で冠動脈造影（coronary angiography；CAG）を行った患者さんの約20%[1]にみられるといわれていますが、すべてが治療の対象になるわけではありません。

薬物療法を行った後もCTOが関係すると考えられる胸部症状がある場合、核医学（radio isotope；RI）検査によりCTO領域のバイアビリティ（心筋生存能）を評価し、残存心筋があると判断された場合に治療の対象と考えます。

治療の難易度を評価するJ-CTOスコア

まずは、CTO病変の治療の難易度を評価することが重要です。PCI成功率の要因として、①閉塞部断端の形状、②閉塞部石灰化の有無、③閉塞部内45°以上の屈曲の有無、④20mm以上の閉塞長の有無、⑤再治療の有無が挙げられます[2]。これらは**J-CTOスコア**[3]として提言されており、CTO病変の難易度を評価できるツールとして使用されています。その他にも、CTOの病変および側副血行路の状況から治療戦略を決定する、Asia-Pacific CTO Clubアルゴリズム[4]もPCI治療の際に用いられています。

PCI治療のメリット・問題点

CTO病変に対してPCI治療を行うメリットとしては、**狭心症症状の軽減や心機能の改善、運動耐用能や生活の質**（quality of life；QOL）**の改善、冠動脈バイパス術**（coronary artery bypass grafting；CABG）**の回避**などがあります。

その一方で、問題点としては、手技に時間がかかること、患者さんの負担が大きいこと、造影剤の使用量や被ばく量が増加すること、合併症のリスクが高いこと、また成功率が低いことなどがあります。

順行性アプローチ、パラレルワイヤーテクニック、逆行性アプローチなどにより、ガイドワイヤーを通過させる

順行性アプローチ

CTO病変に対するPCIで大きな問題となるのが、ガイドワイヤーを通過させることです。ガイドワイヤーが通過しなければ、その後の手技は何もできません。

ガイドワイヤーを通過させる手技としては、**順行性アプローチ**（antegrade approach）というガイドワイヤーを先端が硬いものに段階的に上げていく方法が一般的です。閉塞部にマイクロチャンネルがあるような場合や、比較的やわらかい病変である場合は、先端荷重（ガイドワイヤー先端の硬さ）の低い親水性コーティングが施されたテーパードガイドワイヤー（先端に行くほど徐々に先細りした構造のガイドワイヤー）を用いて、マイクロチャンネルを探りながらワイヤーの通過を試みます（マイクロチャンネルトラッキング）。

閉塞部が硬くガイドワイヤーの通過が困難な場合は、段階的に先端荷重が高いガイドワイヤーに変更します。この場合、先端荷重が高くなる分、偽腔に迷入する可能性や血管穿孔が起こる可能性が高くなるため、注意が必要です。

パラレルワイヤーテクニック

ガイドワイヤーが偽腔に迷入した場合、そのワイヤーを偽腔に留置したまま2本目のガイドワイヤーで通過を試みます。これを**パラレルワイヤーテクニック**（parallel wire technique；PWT）といいます。1本目のガイドワイヤーを残して誤ったルートの目印とすることで、2本目のガイドワイヤーが同じルートを通る可能性を減らすことができます。

また、血管内エコー法（intravascular ultrasound；IVUS）によるガイド下では、真腔と偽腔、ガイドワイヤーの位置を確認しながら、ワイヤーを通過させます。最近では、IVUSガイドによる3Dイメージでのワイヤー操作（3Dワイヤリング法）の手技[3]も提唱されています。

逆行性アプローチ

　順行性アプローチにてガイドワイヤーの通過が困難な場合、**側副血行路（collateral flow）を介した逆行性アプローチ（retrograde approach）**により、ガイドワイヤーの通過を試みます。逆行性アプローチは十分な側副血行路の派生が必要となるため、すべてのCTO病変に行える手技ではありません。そこで、対側からガイドワイヤーの通過を試みる方法や、順行性アプローチと併用して両方向からガイドワイヤーの通過を試みる**キッシングワイヤー（kissing wire）法**が一般的に行われます。

カート（CART）テクニック

　その他にも、特殊な手技として、**カート（controlled antegrade and retrograde subintimal tracking；CART）テクニック**があります。CTO病変部のワイヤー通過が困難な場合に、逆行性アプローチから偽腔でバルーンを拡張し、順行性アプローチのガイドワイヤーを偽腔内で通過させる方法です。逆のシステムで行うこともあり、reverse CARTテクニックと呼ばれています。

　これらの方法は偽腔の形成をやむを得ないものとしたうえで、偽腔内でもよいので順行性と逆行性のガイドワイヤーを交通させることを目的としています。冠動脈穿孔のリスクが高い手技になるので、注意が必要です。

ガイドワイヤーの操作性向上や交換目的で、マイクロカテーテルを使用する

マイクロカテーテルの使用目的

　マイクロカテーテルは、血管内に挿入する、細くてやわらかいカテーテルです。マイクロカテーテルに冠動脈貫通用カテーテルを含めて、「マイクロカテーテル」と総称することが多いです。CTO病変以外にも、高度狭窄病変や屈曲病変、分岐部病変など、さまざまなシチュエーションで使用されます。

　マイクロカテーテルの使用目的は多岐にわたりますが、**主にガイドワイヤーの操作性の向上とガイドワイヤーの交換を目的として使用されます。**蛇行した血管にガイドワイヤーを挿入すると、血管壁とワイヤーの摩擦で操作性が低下します。そこで、マイクロカテーテルを使用することで、摩擦を軽減できるようになり、操作性が向上します（図1）。

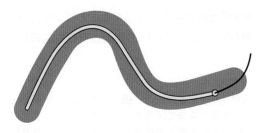

図1 ワイヤーの操作性向上

複雑な病変におけるマイクロカテーテルの使用

　複雑な病変では、ガイドワイヤーのシェイピング（ワイヤー先端を曲げる）を頻繁に行う場合や、先端荷重の違うワイヤーへの交換を行う場合に、マイクロカテーテルが使用されます。血管内にマイクロカテーテルを留置しておくことで、ガイドワイヤーの交換を安全かつ簡単に行うことができます。

　マイクロカテーテルのなかには、**ダブルルーメンカテーテル（double lumen catheter；DLC）** というものもあります（図2）。CTO病変では、偽腔に迷入したガイドワイヤーにDLCを留置することで、もう1本のガイドワイヤーのバックアップとなります。

　また、**マイクロカテーテル先端からの造影剤や薬剤注入にも使用されます**（図3）。

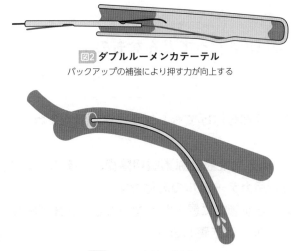

図2 ダブルルーメンカテーテル
バックアップの補強により押す力が向上する

図3 選択的造影と薬剤注入

CTO病変では、閉塞部近傍から先端造影することにより、マイクロチャンネルを確認したり、逆行性アプローチの際の側副血行路を選択的に造影することができます。

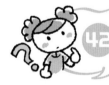

冠動脈穿孔を生じた際には、出血した血管にマイクロカテーテルを留置し、陰圧をかけ血管を虚脱させて止血を行うことがあります。また、コイル塞栓や脂肪塞栓などの止血時にも、マイクロカテーテルが必要となります。

●引用・参考文献
1） 日本循環器学会／日本心臓外科学会合同ガイドライン. 安定冠動脈疾患の血行再建ガイドライン（2018年改訂版）. https://www.j-circ.or.jp/cms/wp-content/uploads/2018/09/JCS2018_nakamura_yaku.pdf（2022年12月閲覧）
2） 矢嶋純二. "CTO病変の評価とantegrade approachの手法を会得せよ". PCIエキスパートになるための28カ条. 中村正人編. 東京, メジカルビュー社, 2021, 96-105.
3） Morino Y, et al. Predicting successful guidewire crossing through chronic total occlusion of native coronary lesions within 30 minutes: the J-CTO (Multicenter CTO Registry in Japan) score as a difficulty grading and time assessment tool. JACC Cardiovasc Interv. 4(2), 2011, 213-21.
4） Harding SA, et al. A New Algorithm for Crossing Chronic Total Occlusions From the Asia Pacific Chronic Total Occlusion Club. JACC Cardiovasc Interv. 10(21), 2017, 2135-43.
5） 岡村篤徳. "3Dワイヤリング法". こうすれば必ず通過する！PCI医必携ガイドワイヤー"秘伝"テクニック. 村松俊哉編. 東京, 南江堂, 2018, 175-83.

（村田貴志）

４２ 「DCA」ってどんなもの？

- 血管の狭窄部を拡げても、プラークが消えるわけではありません。
- 「DCA」は方向性冠動脈粥腫切除術、アテローム切除型血管形成術用カテーテルの名称です。
- ステントを血管内に置きたくないとき、側枝が絡むときに、DCAは活躍します。

狭窄部を広げてもプラークが消えるわけではない

バルーンでプラークのある血管の狭窄部を拡げてもプラークが消えるわけではなく、プラークは押し潰されて血管内に残ります。このプラークは粥腫またはアテロームと呼ばれています。押し潰されるプラークは"逃げ道"（側枝）があると、そちらの道に潰されながら移動し、道を塞いでしまうこと（プラークシフトによる側枝閉塞）があるため、注意が必要です。

「DCA」は方向性冠動脈粥腫切除術、アテローム切除型血管形成術用カテーテルの名称

DCAはプラークを削り取り体外に取り出す術式（方向性冠動脈粥腫切除術〔directional coronary atherectomy〕）、およびアテローム切除型血管形成術用カテーテルというデバイス（デバルキングデバイス）（図）の名称として知られています。

DCAの使用イメージとしては、「ゴミが飛ばないようにカップで塞ぎ、カップのなかでゴミを削り、ゴミがたまったカップを回収する」というものです。以下、手順を示します。

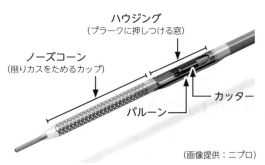

ハウジング
（プラークに押しつける窓）

ノーズコーン
（削りカスをためるカップ）

カッター

バルーン

（画像提供：ニプロ）

図 アテローム切除型血管形成術用カテーテル（DCA）

①カテーテルの先に窓が開いたカップがついており、プラークが窓に入るように角度を調整します。慎重に合わせないと血管自体を削り取ってしまい、冠動脈穿孔を起こしてしまうので、X線透視下、および血管内エコー法（intravascular ultrasound；IVUS）により確実に行います。
②窓がプラーク側に向いていることが確認できたら、窓の背中側について

いるバルーンを膨らまし、窓をプラークに押しつけるようにします。それにより、プラークがカップの中に頭を突っ込む形になります。

③カップの手元側に内蔵されているカッターでプラークを削り取り、カップの奥に削りカスをため込みます。削りカスがたまったら、体外に回収し、カップをきれいにします。

④プラークの状態をX線透視、およびIVUSで確認し、必要に応じて使用手順を繰り返します。

ステントを血管内に留置したくないとき、側枝が絡むときにDCAは活躍する

DCAの強みは、プラークを切除することで血管内の広さを保てることです。DCAはもともと血管自体が狭くステントの留置ができない病変や、血管が大きすぎてステントが後々浮いてきてしまうような病変で活躍します。

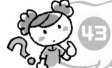 ひとカテ メッセージ　DCAの使用では、その他にも、ステント留置後の内服が難しい場合にステントレス治療で終えるという方法もあります。

（柳田開成）

43 石灰化したプラークは、どうやって削る？

● カルシウムの沈着により石灰化したプラークは硬いため、狭窄部位を削って拡げます。

● 石灰化したプラークを削ると末梢血管で攣縮が起こり、スローフローとなるため注意しましょう。

● 正常な血管壁にヤスリ部分が当たると重篤な合併症になることがあるため、心タンポナーデにも備えます。

カルシウムの沈着により石灰化したプラークは硬いため、狭窄部位を削って拡げる

経皮的冠動脈インターベンション（percutaneous coronary intervention；PCI）のゴールは、血管の狭窄部を拡げて冠血流をよくすることです。やわらかいプラークが原因であれば、バルーンで押しのけたり、押し潰すことで、拡げることができます。しかし、硬い岩のようなプラークの場合、バルーンでは狭窄部を拡げられないことがあります。

硬いプラークはカルシウムが沈着した状態で、石灰化したプラークと呼ばれます。 石灰化部分が薄いプラークや範囲が狭いプラークなら硬いバルーンで高い圧力をかけてパキッと割ったり、刃がついたバルーンで石灰化部分にひびを入れたりすることで拡げるという方法もあります。しかし、分厚い石灰化や広範囲の石灰化になると、「削る」こと以外に狭窄部を拡げる方法はありません。

石灰化したプラークを削ると末梢血管で攣縮が起こり、スローフローとなるため注意する

現在、日本で使用可能な削るためのデバイスはロータブレーター®（高速回転冠動脈アテレクトミー）や冠動脈粥腫切除システム（orbital atherectomy system；OAS）など、2種類あります。**石灰化部分に対する治療イメージとしては、「非常に硬い石を高速回転させたドリルで、ヤスリがけをするように」削っていく** というものです（図）。削ったものは赤血球より小さく粉砕されていますが、末梢血管が刺激され攣縮（スパスム）を起こし、スローフローとなるため、注意する必要があります。**頻回に造影検査を行い、末梢血管の状態を確認しながら削っていきます。**

スローフローにより、徐脈、血圧低下が起こりやすいため、体外式ペースメーカや補助循環が使用可能かどうかも確認しておきましょう。

正常な血管壁にヤスリ部分が当たると重篤な合併症になることがあるため、心タンポナーデにも備える

正常な血管壁はやわらかいため、ヤスリ部分が当たってもツルツルと滑り削れないとされていますが、解離や冠動脈穿孔など重篤な合併症が起こることも

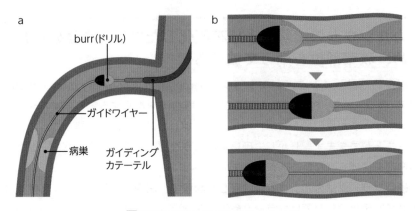

図 石灰化部分に対する治療イメージ
a：ガイドワイヤーの挿入、b：ドリルによる削減

報告されています。**心タンポナーデへの対処**も併せて覚えておくと、いざというときでも焦らずに対処できると思います。

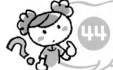

石灰化したプラークを削るときの音は、歯科医師が歯を削ったときに出る音に近いです。治療開始前には、患者さんに音が出ると伝えることを忘れないようにしたいですね。

(柳田開成)

44 アテレクトミーをするときの観察ポイントは？

- 観察ポイントは、経皮的冠動脈インターベンション（PCI）とほぼ同様です。
- 表情の変化を見逃さないようにして、胸部症状の有無も確認します。
- 合併症の発生時には、バイタルサインと心電図変化にとくに注意します。
- 異常時のCINE画像を把握し、早期対応に備えます。

観察ポイントは、経皮的冠動脈インターベンション（PCI）とほぼ同様

アテレクトミーとは、冠動脈内の粥腫（アテロームやプラーク）を切除するという意味であり、専用のデバルキングデバイスが使用されます。主なデバイスとしてロータブレーター®や冠動脈粥腫切除システム（orbital atherectomy system；OAS）、また方向性冠動脈粥腫切除術（directional coronary atherectomy；DCA）があります。

アテレクトミーは特殊なデバイスを使用するため、通常の経皮的冠動脈インターベンション（percutaneous coronary intervention；PCI）と比べて合併症のリスクはやや高くなるため、より注意が必要な手技となります。しかし、看護師の観察ポイントは通常のPCIとそれほど変わらないと思います。アテレクトミーデバイスを使用することで起こりやすい合併症について、表にまとめました。合併症を理解したうえで、観察ポイントをしっかり押さえましょう。

表情の変化を見逃さないようにして、胸部症状の有無も確認する

症状がある場合や、苦痛など患者さん自身が何かを感じている場合は、何よりも先に表情に出ると思います。**少しの変化も見逃さないよう表情を観察する**とともに、声かけを行いながらとくに**胸部症状の有無**などを確認しましょう。

症状がある場合には、**バイタルサインや心電図の変化**がないかどうかをすぐに確認し、すみやかに医師へ報告しましょう。症状があっても、なかなか自分から言い出せず我慢している患者さんもいます。変化に気づいて、こちらから声をかけて症状を確認するように心がけましょう。

また、アテレクトミーを行う際、事前に医師より説明を受けており、「特殊な治療をするんだ」と患者さん自身も不安感が増していると思います。患者さんが治療を受けるときに不安ができるだけ大きくならないように、声かけを行い

> **ひとカテ メッセージ**
> アテレクトミーの際には、「歯医者さんの音」と例えられるような大きな音が鳴ります（デバイスの種類によっても違いますが）。アテレクトミーが始まる前に、患者さんには「大きな音が鳴るかと思いますが、びっくりしないようにお願いしますね」などと、あらかじめ声をかけておくとよいでしょう。

145

合併症	発生原因	対処法
スローフロー／ノーフロー	• アブレーション(焼灼)によって生じた多量の切削片 • 比較的大きな切削片による末梢血管塞栓 • 摩擦熱による血小板活性化	• ニコランジル冠注(末梢血管拡張) • 昇圧薬の投与(血圧維持)など
ダイセクション(解離)	• ガイドワイヤにバイアスがかかりやすい屈曲病変 • 分岐角度が大きな左回旋枝(LCX)の入口部など	• 解離の程度や起きている場所にもよるが、血腫の増大などあればステンティング
スパズム(冠攣縮)	• 末梢血管へのガイドワイヤの迷入 • バー(burr)回転に伴う刺激	• 硝酸薬の冠注 • 血圧低下時は昇圧 • 血圧上昇するまで切削しない
房室ブロック(AV block)	• 右冠状動脈(RCA)／dominant LCXの病変 • 切削片による血流障害	• バックアップペーシングを設定(テンポラリーペースメーカの挿入) • 硫酸アトロピン静注
パーフォレーション(穿孔)	• 屈曲部病変、偏心性病変におけるガイドワイヤーバイアス • バー(burr)の押し当てによる病変部通過後のジャンピング • 大きすぎるburr/artery比率	• 心嚢液、心タンポナーデの有無確認→心嚢ドレナージ • パーフュージョンバルーンによる止血 • 大動脈内バルーンパンピング(IABP)、経皮的心肺補助装置(PCPS) • ヘパリン中和 • 緊急外科手術
ラプチャー(破裂)	• 切削の際に冠動脈壁が削れ、血液が多量に血管外へ流出する(※穿孔は穴であるのに対し、断裂は線状であることから、出血量が多くなるため、すぐに心タンポナーデとなり、急激な血行動態の変化を生じる)	• 心嚢液、心タンポナーデの有無確認→心嚢ドレナージ • パーフュージョンバルーンによる止血 • IABP、PCPS • ヘパリン中和 • 緊急外科手術

ましょう。デバイスや薬剤の準備で忙しい状況かもしれませんが、そういうときこそ患者さんが蚊帳の外とならないように、患者さんをしっかりと"看る"必要があります。

合併症の発生時には、バイタルサインと心電図変化にとくに注意する

合併症が発生したときには、すみやかな対応が求められます。起こりえる合

併症を理解して、早期発見に努めなければなりません。とくに**バイタルサインと心電図に注意しながらモニターを観察する**とともに、変化があれば声に出して医師や周りのスタッフに伝えましょう。

血圧

　冠動脈穿孔や冠動脈破裂、過度の緊張や疼痛による迷走神経反射など、血圧低下の要因はさまざまです。患者さんの表情や顔色、症状の有無、心電図変化、CINE画像などと併せてアセスメントする必要があります。アテレクトミーを行う際は、冠血流量の維持のために**収縮期圧120mmHg以上を維持することが望ましい**とされています。

　施設や医師による考えもあるため、医師とコミュニケーションをとりながら、「血圧をどのくらいで保つべきなのか」や、昇圧に使用する薬剤の組成について、事前に決めておくとよいでしょう（図1）。

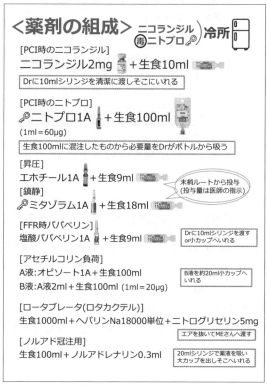

図1 薬剤の組成（当院資料）

　とくに右冠動脈や左回旋枝領域の治療時や、デバイス切削片による血流障害の発生時に房室ブロックが起こり、徐脈になることがあります。また、血圧低下と同様に、過度の緊張や疼痛による迷走神経反射でも徐脈になることがあります。

　徐脈への対策として、あらかじめ静脈シースを留置し、テンポラリーペースメーカを挿入しながら、またはすぐに挿入できる状態にして治療をすることもあります。徐脈となった場合を想定して、**硫酸アトロピン**をすぐに静注できるように準備しておきます。

　ただし、**緑内障や前立腺肥大症の患者さんには、硫酸アトロピンは禁忌となります**。そのような場合は、何の薬剤を使用するのかについて医師と相談しておく必要があります。また、切削中に血圧低下や徐脈となった場合には、「**コホン、コホン」と2～3回ほど咳払いしてもらうのも有効です**。咳払いをすることで胸腔内圧が上昇し、脈拍が戻ります。

> **ひとカテメッセージ**
> いざというときのために、緊急ルートをしっかり確認しておきましょう。急変時や合併症の発生時には、静脈ルートはまさに"命綱"になります。末梢のルートは漏れていないかどうか、静脈シースを入れるのかどうかなど、事前にしっかり確認します。静脈シースが留置されていると、テンポラリーペースメーカの挿入やカテコラミンの投与時に使えます。そのため、体外膜型人工肺（extracorporeal membrane oxygenation；ECMO）が導入となった場合もスムーズに移行できます。

異常時のCINE画像を把握して、早期対応に備える

　スローフロー（slow flow）やノーフロー（no-flow）、パーフォレーション（穿孔）、ラプチャー（破裂）、ダイセクション（解離）などが起きた場合のCINE画像（図2）については認識して、把握しておきましょう。CINE画像を見て何が起こったのかを判断できると、早期対応につながります。「このCINE画像のような合併症が起こったときに、自分は何をするべきなのか」を想定して事前に備えておくことで、慌てずに対応できると思います。

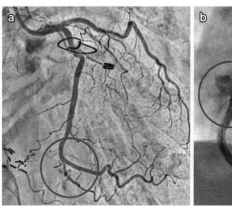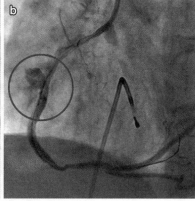

図2 主な異常時のCINE画像
a：パーフォレーション、b：ラプチャー

●引用・参考文献
1）Sakakura K, et al. Clinical expert consensus document on rotational atherectomy from the Japanese association of cardiovascular intervention and therapeutics. Cardiovasc Interv Ther. 36(1), 2021, 1-18. doi: 10.1007/s12928-020-00715-w.

（平川歩未）

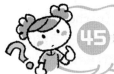 **機能的評価法って何？**

- 機能的評価法では、狭窄のある冠動脈が十分に役割を果たしているかどうかを検査します。
- FFR検査では、心臓が冠動脈からの血流量に満足しているかどうかを評価します。
- 機能的評価法には、CT室やMRI室などで行う侵襲が少ない方法も検討されます。

機能的評価法では、狭窄のある冠動脈が十分に役割を果たしているかどうかを検査する

日ごろの生活で「見た目はよいけれど、中身はどうなの？」と思うことはありませんか？ 例えば、いつ開封したか覚えていないお菓子……、見た目は大丈夫そうだけど、食べてみたら「湿ってるやん！」、それで「……なんか変な味っ！」というように。これぐらいであれば、「気をつけよう」と言うだけで済みますが、病院で行う検査で「見た目が大丈夫だから、大丈夫でしょ！」というのでは、問題があります。

冠動脈の検査でいうと、冠動脈造影（coronary angiography；CAG）は見た目の評価として考えられます。「CAGではちょっと狭窄があるけど、まぁ、これくらいなら大丈夫か」といったことだと、その判断は見る医師によって変わってしまいます。そこで、見た目だけではなく、**機能的評価方法で狭窄のある冠動脈が十分に役割を果たしているかどうかを検査**します。

FFR検査では、心臓が冠動脈からの血流量に満足しているかどうかを評価する

冠動脈の役割は心筋に十分な血液を送り続けることですが、心臓カテーテル室には冠動脈にワイヤーを入れて評価する血流予備量比（fractional flow reserve；FFR）検査があります。**FFR検査では、見た目だけではなく、実際に心臓の筋肉が求めているだけの血流量が冠動脈を通して送り続けられているかどうかを測定**します。ここで大事なのは、「心臓の筋肉が求めているだけの血流量」という視点から、「心筋が冠動脈からの血流量に満足しているか？」ということを評価するということです。

見た目ではなく、心筋の"意見"を聞いて、冠動脈をとおして送られる血液が足りていないようであれば治療対象になり、満足しているようであれば治療を過剰にする必要はないという評価になります。

「検査を追加するぐらいなら、少しの狭窄でも治療してしまえばよいのでは？」という積極的な考え方もあると思いますが、治療によって起こるデメリットもあります。例えば、経皮的冠動脈インターベンション（percutaneous coronary intervention；PCI）中に合併症が起こる可能性はありますし、またステント留置を行うと、現状では抗血小板薬を長期間飲み続ける必要もあります。さらに、

出血のリスクも上がるなどして2次的な合併症も起こりえます。

　また、「きっちり検査して、本当に必要なら治療しましょう！」というのが、現在のスタンダードになっています。そのため、全国的にもFFRなどの機能的評価方法の件数は軒並み増加傾向にあると報告[1] されています。ただし、急性心筋梗塞では迅速な診断と治療が求められるので、機能的評価方法を用いずにPCIを行います。

機能的評価法には、CT室やMRI室などで行う侵襲が少ない方法も検討される

　心臓の満足度を評価する方法は、前述したFFR検査などのカテ室で冠動脈にワイヤーを通して評価する方法以外にもあります。例えば、**CT室で行うFFR-CT検査やMRI室で行う各種検査など、患者さんに侵襲が少ない方法**も検討されています。

> **ひとカテ メッセージ**
>
> 機能的評価は、検査対象が満足しているかどうかがわかる検査です。「機能的評価を人の感情を理解するときにも使えたら、人間関係が円滑に進むのにな」と、ご機嫌斜めな後輩の顔を見るたびに思います。「さっき任せた仕事がだめだったのか？」「プリンを1個あげただけじゃダメだったのか？」など、さまざまな視点から医療や人のことを理解できるかもしれません。

●引用・参考文献
1） 日本循環器学会. 2020年（2021年度実施・公表）循環器疾患診療実態調査 報告書 Web版. https://www.j-circ.or.jp/jittai_chosa/about/report/（2022年12月閲覧）

（柳田開成）

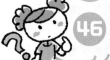

46　血流予備量比（FFR）検査で使用する薬剤は？

● 最大充血誘発薬には、アデノシン三リン酸（ATP）、塩酸パ

パベリン、ニコランジルを使用します。
- アデノシン三リン酸（ATP）の投与では、既往歴を確認し、カフェインの過剰摂取を控えてもらいます。
- 塩酸パパベリンの投与では、除細動器の使用も視野に入れて、心電図を確認しましょう。
- ニコランジルは、スローフロー時にタイマーを使って10秒間かけて投与します。

最大充血誘発薬に、アデノシン三リン酸（ATP）、塩酸パパベリン、ニコランジルを使用する

　血流予備量比（fractional flow reserve；FFR）検査は検査時に最大充血誘発薬を投与します。冠動脈には血流を調節する機能（自己調節能）が備わっており、圧力が変化してしまいます。そのため、薬剤を使用して冠動脈血流を最大の状態に保ち、一定になっている圧力で診断します。

　FFRで使用する最大充血誘発薬には、アデノシン三リン酸（adenosine triphosphate；ATP）、塩酸パパベリン、ニコランジルがあります。

アデノシン三リン酸（ATP）の投与では、既往歴を確認し、カフェインの過剰摂取を控えてもらう

　アデノシン三リン酸（adenosine triphosphate；ATP）は、静脈内投与または冠動脈内投与です。静脈内投与の場合はシリンジポンプを用いて末梢の静脈から140〜180μg/kg/分を投与します。体重により投与速度が変わるので、早見表を作成しておくと安心です。冠動脈内投与の場合は左冠動脈30〜50μg、右冠動脈20〜30μgを投与することとされていますが、目的の最大充血を得られるまで反復投与します。

　副作用として10〜15％の人で、血圧低下やほてり、胸痛の症状が出ることがあります[1]。気管支喘息、重度の閉塞性肺疾患の患者さんでは症状が増悪する恐れがあるので、**既往歴の確認**が必要です。また、カフェインにより薬剤の効果が減弱してしまうので、検査を行う可能性がある場合は前もってコーヒーな

どカフェインが含まれている食べ物の過剰摂取を控えてもらう必要があります。

塩酸パパベリンの投与では、除細動器の使用も視野に入れて、心電図を確認する

塩酸パパベリンは、冠動脈内投与により、左冠動脈12mg、右冠動脈8mgを投与します。投与後すぐに最大充血を得られますが、心室頻脈（ventricular tachycardia；VT）、心室細動（ventricular fibrillation；VF）などの心室性の不整脈をまれに引き起こします[1]。

心室期外収縮（premature ventricular contraction；PVC）から不整脈に移行するとされているので、「除細動器を使うかもしれない」という心構えで心電図を見ておくべき薬剤です。

ニコランジルは、スローフロー時にタイマーを使って10秒間かけて投与する

ニコランジルは、冠動脈内投与です。左冠動脈、右冠動脈ともに2mgを投与します。急速に投与すると血圧低下を引き起こすので、タイマーを使って10秒間かけて投与します。冠動脈の流れが悪いとき（スローフロー）にも使用します。

ひとカテ メッセージ
冠動脈内投与する薬剤すべてにいえることですが、サイドホールが開いているタイプのカテーテルを使ってしまうと薬剤が冠動脈まで届かないので、注意が必要です。また、投与中は冠動脈入口にしっかりエンゲージさせて冠動脈内に投与し、測定時は大動脈圧が測定できるようにカテーテルを冠動脈入口から浮かせる必要があります。血圧波形がなまっていないことも、確認しておきたいですね。

●引用・参考文献
1）絹川弘一郎監訳. グロスマン・ベイム心臓カテーテル検査・造影・治療法 原書8版. 東京, 南江堂, 2017, 1336p.

（柳田開成）

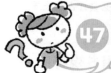

47 血管内エコー法（IVUS）の特徴的な画像を教えて！

- 血管内エコー法（IVUS）では、血管の状況、組織性状、治療対象範囲など治療に必要な情報が得られます。
- 定性的評価ではプラークの状態（組織性状）、定量的評価では血管径や内腔径、病変長などの計測値を評価できます。
- 新生内膜の過形成、後天的な圧着不全、拡張不良など、ステント不全の原因を究明し、治療方針の検討に役立てましょう。

血管内エコー法（IVUS）では、血管の状況、組織性状、治療対象範囲など治療に必要な情報が得られる

　血管内エコー法（intravascular ultrasound；IVUS）は、冠動脈造影では見えないものを血管の中から観察し、評価するデバイスです。IVUSから得られる情報は、血管の大きさや内腔の状況、病変の状態（組織性状）、病変の長さ（治療対象範囲）、分岐の情報（分岐部病変）、治療後の評価（解離やステントの圧着具合）、ワイヤーの位置（分岐部治療や慢性完全閉塞〔chronic total occlusion；CTO〕病変）などがあります。これらの情報がIVUSから得られる特徴的な画像であり、治療に必要な情報となります。

　また、必要な情報を正しく判断するために、超音波の特性によるアーチファクトも理解しておくことが大事です。リングダウン、血球ノイズ、サイドローブ、多重エコー、音響陰影、減衰、歪みなどが代表的なものです。カテーテルに起因する回転ムラ（non-uniform rotational distortion；NURD）、カテーテル内へのバブル（bubble）混入なども、正確な画像が得られなくなるため、注意が必要です。

定性的評価ではプラークの状態（組織性状）、定量的評価では血管径や内腔径、病変長などの計測値を評価できる

「定性的評価」と「定量的評価」というと難しい言い方になりますが、言い換えれば、**定性的評価はプラークの状態（組織性状）の評価、定量的評価は血管径や内腔径、病変長などの計測値の評価**のことです。

IVUSは、超音波を用いて画像を構築しています。画像を表現するときに、「輝度」という言葉を用います。**IVUSでは、やわらかいものは輝度が低く、硬いものは輝度が高く描出されます。**輝度の具合でプラークの状態を判断し、末梢保護が必要かどうかや、デバルキングデバイスを用いて治療する必要があるかどうかなど、治療戦略を考えます。

次に、内腔径や血管径を計測してバルーンのステント径、治療対象部位を計測して長さについて考えます。IVUSでの計測は手動で行う必要があるので、たくさん計測して再現性を高めておきましょう！

新生内膜の過形成、後天的な圧着不全、拡張不良などステント不全の原因を究明し、治療方針の検討に役立てる

ステント不全の原因には、新生内膜の過形成、新生動脈硬化、後天的な圧着不全、拡張不良、アンカバーストラット、ステントクラッシュ、エッジ解離があると報告[1]されています。そのうち、**IVUSでも確認できるのは、新生内膜の過形成、後天的な圧着不全、拡張不良、ステントクラッシュ、エッジ解離です。**

また、治療中に確認されるのは、拡張不良、ステントクラッシュ、エッジ解離となります。これらの所見を確認した場合は、追加拡張やステント追加などの必要性を判断します。

慢性期でのステント不全で認めるものは、新生内膜の過形成、後天的な圧着不全、ステントクラッシュです。これらの所見を認めた場合も、追加治療の必要性を判断します。新生内膜の過形成では、ステント追加を行わず、薬剤コーティングバルーン（drug coated balloon；DCB）により薬剤塗布にて終了できる可能性もあります。オペレーターの考え方にもよりますので、施設の術者の治療戦略をよく理解したうえで、予測できるようにしましょう！

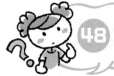

> **ひとくち メッセージ** IVUS画像を読めるに越したことはありませんが、医師と臨床工学技士が治療戦略を協議しているときは、患者さんに声をかけるベストタイミングなので、協議中に患者さんへの声がけを行うことをお勧めします。聞こえてきた医師や臨床工学技士の言葉からその先に行われる治療方法を理解し、かかる時間のめどなども伝えられたら患者さんも安心するかもしれません！

●引用・参考文献

1) Neumann FJ, et al. 2018 ESC/EACTS Guidelines on myocardial revascularization. Eur Heart J. 40(2), 2019, 87-165.

（谷岡 怜）

48 血管内エコー法（IVUS）と光干渉断層法（OCT）の違いは？

- 血管内エコー法（IVUS）と光干渉断層法（OCT）は、どちらも血管内イメージングです。
- IVUSは超音波、OCTは近赤外線を用いて、血管を観察します。
- IVUSとOCTは、それぞれの特徴を理解したうえで、使い分けることが重要です。

血管内エコー法（IVUS）と光干渉断層法（OCT）は、どちらも血管内イメージング

　血管内エコー法（intravascular ultrasound；IVUS）と光干渉断層法（optical coherence tomography；OCT）は、どちらも血管内イメージングという冠動脈を内部から観察する方法（装置）です。一方、冠動脈造影（coronary angiography；CAG）は、冠動脈の中に造影剤を投与し、X線で映し出すことで、イメージが画面に投影されます。CAGで観察されるのは、造影剤が流れる（血液が流れる）内腔部分のみであり、狭窄具合は判断できるのですが狭窄部病変がどのような

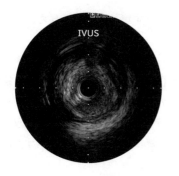

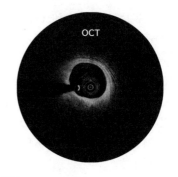

図1 血管内エコー法（IVUS）のイメージ　　図2 光干渉断層法（OCT）のイメージ

性状なのかについては判断できません。

　血管内イメージングは、血管を輪切りにしたような断面で観察します（図1、2）。断面を画像化するため、その部分にある血管の情報を得ることができます。血管内イメージングを用いる最大の理由は、経皮的冠動脈インターベンション（percutaneous coronary intervention；PCI）による治療成績を向上させるためです。

血管内エコー法（IVUS）は超音波、光干渉断層法（OCT）は近赤外線を用いて、血管を観察する

　超音波を用いて血管を観察する血管内エコー法（IVUS）と近赤外線を用いて血管を観察する光干渉断層法（OCT）では、観察に用いるのが光か音かという点で違いがあります。

血管内エコー法（IVUS）

　IVUSは、超音波を用いて血管を観察します。 カテーテルの先端部分にあるトランスデューサから超音波が送出され、超音波が血管壁などで反射しながらトランスデューサに戻ってくる信号を画像化しています。画像の構築には、組織の音響インピーダンスの違いを利用しています。石灰化のような固いものは超音波が反射するため白く、脂質性プラークのようにやわらかいものは超音波が吸収されるため黒く描写されます。

　冠動脈で用いられるIVUSカテーテルの超音波の周波数は、現時点では20～60MHzです。周波数が高いほど画像はきれいになりますが、遠くが見えなくな

ります。逆に、周波数が低いと画像は荒くなりますが、遠くまで見えます。

OCT（optical frequency domain imaging〔OFDI〕も含む）は、近赤外線を用いて血管を観察します。近赤外線は赤血球の表面で反射・散乱してしまうため、画像を取得する際にはガイディングカテーテルから造影剤などをフラッシュし、血液を除去する必要があります。画像の構築には、光の干渉という作用を用いています。

画像の鮮明さを表す解像度は、IVUSの約10倍となります。高い解像度の反面、遠くを観察するのは苦手です。しかし、解像度が高いため、プラーク性状を判別することが得意です。

IVUSとOCTは、それぞれの特徴を理解したうえで使い分ける

IVUSもOCTも同じ血管内イメージングですが、前述したような特徴を踏まえて使い分けることが重要です（ギモン28参照）。IVUSは、周波数が高くても冠動脈血管であれば全体像をほぼ観察することができます。そのため、IVUSにより血管径の計測やプラークの分布を把握することが可能です。

その一方で、OCTは入口部病変ではフラッシュがうまくできず、血流除去ができないため、観察できない場合が多いです。しかし、OCTは石灰化病変や脂質性プラークの同定をはじめ、病変性状を判断するのが得意です。また、OCTにはIVUSにはない機能（自動計測、アンギオ同期、3D表示など）なども搭載されています。

ひとカテ
メッセージ — どちらの特徴も理解し、どちらをオーダーされても使いこなせるような準備が必要です。また、狭窄部治療前のイメージング施行中は虚血を助長するため、心電図変化や胸痛の出現など合併症を誘発する可能性があるタイミングを理解しておくことも大事です。

（谷岡 怜）

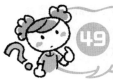

49 スワンガンツカテーテルでわかる圧波形の特徴は？

- スワンガンツカテーテルでは、右房圧（RAP）、右室圧（RVP）、肺動脈圧（PAP）、肺動脈楔入圧（PAWP）を測れます。
- 右心不全では、右房圧（RAP）が低下し、右室圧（RVP）の拡張末期圧（EDP）が上昇します。
- 肺動脈圧（PAP）は肺塞栓症で拡張期圧が上昇し、肺動脈楔入圧（PAWP）は僧帽弁閉鎖不全症で心室収縮時の圧波形が高くなります。

スワンガンツカテーテルで、右房圧（RAP）、右室圧（RVP）、肺動脈圧（PAP）、肺動脈楔入圧（PAWP）を測る

　スワンガンツカテーテルは内頸静脈や鎖骨下静脈などの血管から、大静脈→右房→右室と進めていき、肺動脈まで挿入します。先端にバルーンが付いているので、血流に乗せてスワンガンツカテーテルを進めていきます。スワンガンツカテーテルを使用する頻度は、心エコーなどで心機能を詳細に評価できるようになったため減っていますが、直接的に心臓内の圧力を測定できることからいまでも行われている検査です。

　スワンガンツカテーテルでは、右房圧（right atrial pressure；RAP）、右室圧（right ventricular pressure；RVP）、肺動脈圧（pulmonary artery pressure；PAP）、肺動脈楔入圧（pulmonary artery wedge pressure；PAWP）を測れます。

右心不全では、右房圧（RAP）が低下し、右室圧（RVP）の拡張末期圧（EDP）が上昇する

右房圧（RAP）

　右心不全は、血液が体内を巡って返ってくる場所（静脈系）の圧力である中

心静脈圧（central venous pressure；CVP）を反映しています。静脈系は容量血管と呼ばれ、動脈系より5倍の血液をプールしています。そのため、**RAPの圧が下がっているときは体内ボリュームの減少が考えられます。**

> 基準値　0〜7mmHg

右室圧（RVP）

　右室圧（RVP）は、血液が心房から三尖弁を越えて心室に入ると背の高い波形に変わります。右室から肺までの血管に狭窄があるときや、過度に収縮しているときに、圧が上昇します。また、**右室がうまく収縮しない（右心不全）と右室から血液が拍出されずに残ってしまい、拡張末期圧（end-diastolic pressure；EDP）が上昇します**（図1）。

> 基準値　・心室収縮期：15〜25 mmHg　・心室拡張期：0〜8mmHg

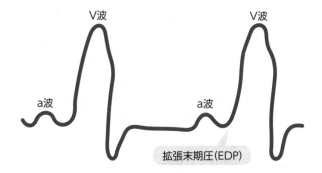

図1 右室圧（RVP）における拡張末期圧（EDP）の上昇

肺動脈圧（PAP）は肺塞栓症で拡張期圧が上昇し、肺動脈楔入圧（PCWP）は僧帽弁閉鎖不全症で心室収縮時の圧波形が高くなる

肺動脈圧（PAP）

肺動脈圧（PAP）では、血液が右室から肺動脈弁を越えて肺動脈に入ると、

拡張期の圧が高くなり、上下の幅が狭くなります。肺に血栓が詰まり**肺塞栓症を起こすと、上昇します。**

　また、左室から大動脈へ血液を拍出しにくい状況になると、上昇します。左室の働きが悪いときや、**左室と左房の間の僧帽弁が狭窄しているときにも、上昇します。**

> 基準値　・心室収縮期：17〜35 mmHg　・心室拡張期：4〜13 mmHg

肺動脈楔入圧（PCWP）

　肺動脈楔入圧（PCWP）では、右心系の圧から、左心系を評価することができます。

> 基準値　6〜12mmHg

　カテーテル先端に付いているバルーンを膨らまし、肺動脈内に進めていくと、肺に向かって細くなっていく血管にバルーンが詰まります。肺動脈弁が閉まると右室の弛緩する圧が伝わらず、拡張期圧は下がりきらないため、圧波形でノッチが見られます（図2）。この状態で測定できる圧は、左房から肺静脈を通って伝わる圧になります。右心側に入れたカテーテルで左心側の圧を測定できるため、**肺動脈楔入圧（心臓カテーテル室での通称は「ウェッジ」）から僧帽弁の異常や左心不全を評価することができます。**肺動脈楔入圧は、ポンプ失調の重症度を評価する Forrester 分類の指標としても用いられています。

　圧波形では2つの山が見られます。1つ目の山は心房収縮時の圧波形で、2つ

・肺動脈弁が閉まるため、圧波形でノッチが見られる。
・右室の弛緩する圧は伝わらないので、拡張期圧は下がりきらない。

図2 肺動脈圧（PAP）における拡張期圧の特徴

目の山は心室収縮時の圧波形です。僧帽弁がしっかり閉まっていれば2つの高さは大きく変わりません（図3）が、心筋梗塞の合併症である**僧帽弁閉鎖不全症になると左室の高い圧が僧帽弁を逆流し、左房から肺動脈楔入圧へ伝わってくるため、2つ目の山（心室収縮時の圧波形）が高くなります**（図4）。

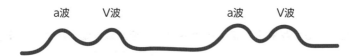

a波：心房が収縮したときに見える山、V波：心室が収縮したときに見える山

図3 肺動脈楔入圧におけるa波とV波

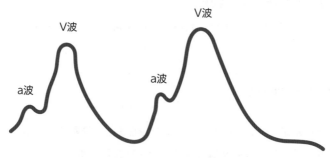

図4 僧帽弁閉鎖不全症における肺動脈楔入圧

> **ひとこと メッセージ** スワンガンツカテーテルで測定する圧は、動脈の圧と比べて低く、少しの誤差でも診断が変わってしまいます。トランスデューサの高さやゼロ点のとり方によって出てしまう誤差には、とくに注意が必要です。

（柳田開成）

補助循環
の
ギモン！

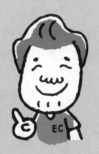

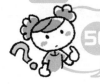

50 体外膜型人工肺（ECMO）って、どんなもの？

- 心臓と肺の補助をする生命維持管理装置で、VA（心肺補助）とVV（呼吸補助）があります。
- 脱血管・送血管と回路、遠心ポンプ、人工肺などから構成されています。
- 使いようによっては心負荷にもなるため、自己の心臓との共存が大事です。

心臓と肺の補助をする生命維持管理装置で、VA（心肺補助）とVV（呼吸補助）がある

体外膜型人工肺（extracorporeal membrane oxygenation；ECMO）は生命維持管理装置の一つで、日本では経皮的心肺補助法（percutaneous cardiopulmonary support；PCPS）とも呼ばれます。名前のとおり、**心臓と肺の補助を行い、重症心不全や重症呼吸不全患者に対して用いられる強力な治療法、装置です。** VA-ECMO（図1）[1] とVV-ECMO（図2）[1] があり、Vは「静脈」、Aは「動脈」を表します。また、前の文字が脱血してくる側、後ろの文字が送血する側を表します。例えば、VA-ECMOは静脈から脱血して動脈へ送血する（VA）、VV-ECMO

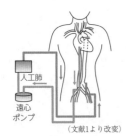

（文献1より改変）

図1 VA-ECMO の施行方法
大腿静脈経由右房脱血－大腿動脈送血

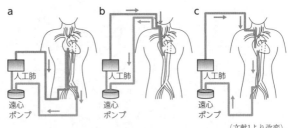

（文献1より改変）

図2 VV-ECMO の施行方法
a：大腿静脈経由下大静脈脱血－下大静脈経由右房送血
b：ダブルルーメンカニューレを用いた上大静脈・下大静脈脱血－右房送血
c：大腿静脈経由下大静脈脱血－内頸静脈経由右房送血

は静脈から脱血して静脈へ送血する（VV）ことを表します。

　VAが心肺補助、VVは呼吸補助になります。VA-ECMOは心臓と肺の補助が可能なため自己の心機能と肺機能を補助し、VV-ECMOは呼吸補助（肺補助）のみとなるため全身臓器への血流は自己の心臓からのみとなります。よって、心補助が必要な場合には、VV-ECMOは不向きとなります。

脱血管・送血管と回路、遠心ポンプ、人工肺などから構成されている

　以下、ECMOについて解説します。ECMOは主に脱血管・送血管と回路、遠心ポンプ、人工肺から構成されており（図3）、それ以外にも酸素ブレンダー、流量計、圧力計、温度計、連続血液ガスモニタ装置が用いられます（図4）。

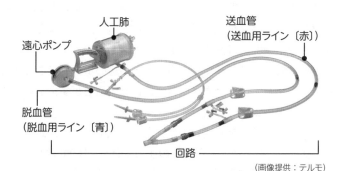

（画像提供：テルモ）

図3 体外膜型人工肺（ECMO）・経皮的心肺補助（PCPS）システム

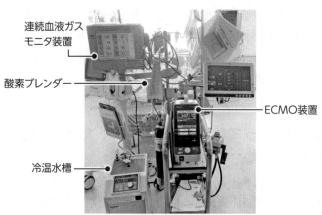

図4 体外膜型人工肺（ECMO）・経皮的心肺補助（PCPS）で用いる装置・機器

- **脱血管・送血管**：体から血液を抜く管を「脱血管」、体に血液を送る管を「送血管」と呼びます。患者さんの体格に見合ったサイズを選びます。
- **回路**：送脱血管と遠心ポンプ、人工肺をつなぎます。通常10mm（3/8インチ）サイズのチューブが用いられています。
- **遠心ポンプ**：心臓の役割を果たします。遠心力で圧力（揚程）を作り出し、血液を送り出します。血液流量の調整は、回転数の調整によって行います。
- **人工肺**：文字どおり、肺の役割を担います。人工肺の内部は中空糸によって構成されており、中空糸の外側を血液が流れ、内側をガスが流れる外部灌流型の構造となっています。ガスは酸素ブレンダーによって酸素濃度と流量を調整され、供給されます。中空糸の膜を介して血液とガスが接することで、ガス交換（血液中へのO_2の取り込みとCO_2の排出）が行われます。人工肺には熱交換器が内蔵されていて、血液の温度調整を行うことができます。血液温度を調整することで、患者さんの体温をコントロールします。
- **酸素ブレンダー**：壁配管から酸素と圧縮空気を取り込み、減圧調整することで、設定した酸素濃度、流量で、人工肺へガスを供給します。
- **流量計**：送血流量を測定するために用います。遠心ポンプで送血される血液は回転数が一定でも、後負荷や脱血具合によって流量が変化するため、流量計による送血流量の測定が必要です。
- **圧力計**：各部位での圧力を測定します。主な測定部位は、脱血圧、人工肺入口圧、人工肺出口圧などです。各部位の圧力変化を経時的に観察することで、人工肺の状態やECMOの駆動状況を把握することができます。
- **温度計**：熱交換器によって調整された血液温を測定します。
- **連続血液ガスモニタ装置**：連続的に血液ガスを測定し、人工肺の酸素化能の評価や送血側の動脈血酸素飽和度、Hbや Ht、K^+、脱血側の静脈血酸素飽和度などを経時的にモニタリングすることが可能です。人工肺の性能評価やECMOの補助流量の評価などに役立ちます。

使いようによっては心負荷にもなるため、自己の心臓との共存が大事

　VA-ECMOは補助循環であり、自己の心臓の機能すべてを代行できるわけではありません。心機能低下による心拍出量低下を補助する装置です。ですので、体にとっては自己心拍出量とECMOからの送血を合わせた「トータルアウト

プット（total output）」の考えが重要になります。

　自己心拍とECMO送血のぶつかるポイントをミキシングポイントと呼びます。ECMOの送血はどの部位から送っても左室にとっては後負荷となるため、不必要な高流量は心負荷を増大させるだけです。ミキシングポイントを想定するためにも、**ECMO装着時の動脈（A）ラインやSpO₂の測定は、患者さんの右手で計測するようにしてください。** 右手の血液ガスデータとECMOの人工肺出口部の血液ガスデータ（主に PaO_2）が同等程度であれば、腕頭動脈レベルまではECMOフローが届いているということが推察されます。

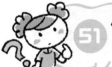

高補助流量で左室へ流れる血液が極端に減っている状態や、心機能が悪く大動脈弁が開かない場合は、左室内に血液が滞留するため、左室内で血栓を形成する危険性があり、注意が必要です。このように、VA-ECMOは必要最小限の補助流量で管理することがポイントとなります。

●引用・参考文献
1）安部隆三．"VA ECMO と VV ECMO，および特殊な回路構成"．ECMO・PCPS バイブル．日本呼吸療法医学会・日本経皮的心肺補助研究会編．大阪，メディカ出版，2021，11-6.

（谷岡 怜）

51 体外膜型人工肺（ECMO）の長所と短所は？

- 長所は、VA-ECMOで心臓と肺、両方の補助ができます。
- 短所は、VA-ECMOで左心負荷、血栓形成、感染に要注意となります。

VA-ECMOで心臓と肺、両方の補助ができる

　体外膜型人工肺（extracorporeal membrane oxygenation；ECMO）の長所として、**VA-ECMOは何らかの理由で弱ってしまった心臓と肺の機能を代行する**ことが挙げられます。静脈から脱血し、動脈に送血を行うことで、全身の臓器

へ酸素化血を送り届けることができます。心機能低下による心拍出量低下を補助する装置であるため、体にとっては自己心拍出量とECMOからの送血を合わせた「トータルアウトプット（total output）」の考えが重要になります。

　自己心拍とECMOによる送血がぶつかるポイントを「ミキシングポイント」と呼びます。ミキシングポイントを想定するためにも、ECMO装着時は動脈（A）ラインやSpO$_2$の測定は右手で計測するようにしてください。右手の血液ガスデータとECMOの人工肺出口部の血液ガスデータ（主にPaO$_2$）が同等程度であれば、腕頭動脈レベルまではECMOフローが届いていると推察されます。ミキシングポイントを推察しながら人工呼吸器の設定などを調整し、自己肺での酸素化も調整する必要があります。

VA-ECMOでは、左心負荷、血栓形成、感染に要注意

左心負荷に要注意

　VA-ECMOは補助循環であり、自己の心臓の機能すべてを代行できるわけではありません。静脈から脱血するため、心臓への前負荷は軽減されますが、**時には左心負荷になってしまうことがあります**。

　ECMOの送血はどの部位から送っても左室からすると逆行性に送血されてくるため、左室後負荷が増大します。左室後負荷が増大すると左室拡張末期圧（＝左房圧）が上昇し、左房圧の過度な上昇により**肺水腫**を引き起こしてしまいます。

血栓形成に要注意

　高補助流量で左室へ流れる血液が極端に減っている状態や心機能が悪く大動脈弁が開かない場合は、左室内に血液が滞留するため、**左室内で血栓を形成する危険性があり、注意が必要です**。

　遠心ポンプや人工肺、回路という異物に接することや、経時的なシェアストレスにさらされることにより、血栓の形成や凝固因子の消耗も起こります。**活性凝固時間（activated coagulation time；ACT）などで血液の凝固能を確認する**ことも、とても重要です。

感染に要注意

　ECMOでは、送血管・脱血管が血管内に挿入されます。また、相当量の血液

が体外で循環され、送血管を通じて体内に戻されます。そのため、感染から患者さんを守る必要があります。とくに**送血管・脱血管の挿入部の創部管理、回路から採血する際などの清潔操作には、十分に注意を払いましょう。**

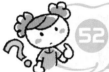 VA-ECMO では、自己心拍出量と補助流量のバランスが重要です。左室負荷を最小限にするためにも、必要最低限の補助流量での管理がポイントとなります。また、それでも左室負荷が強い場合（高流量補助が必要な場合）は Impella 補助循環用ポンプカテーテル（インペラ）などを用いて左室減圧を行うか、より強力な補助循環への変更を考慮します。

（谷岡 怜）

52 大動脈内バルーンパンピング（IABP）ってどんな効果がある？

- バルーンを拡張期に拡張させ、収縮期に収縮させて、心臓の圧力補助を行います。
- 冠血流を増加させるときは、狭窄を解除しないと効果が薄いことに注意します。

バルーンを拡張期に拡張させ、収縮期に収縮させて、心臓の圧力補助を行う

大動脈内バルーンパンピング（intra-aortic balloon pumping；IABP）では、胸部下行大動脈内にバルーンを留置し、バルーンをヘリウムガスで駆動させます。**心電図に同期させてバルーンが拡張・収縮することにより、心臓の圧力補助を行います**（図1）。

また、IABP は拡張期にバルーンが拡張、収縮期にバルーンが収縮し、心補助を行います。以下のように、拡張期と収縮期で補助効果が違います（図2）。

- **ダイアストリック・オーグメンテーション（diastolic augmentation）効果：心臓の拡張期にバルーンを拡張させることにより、大動脈内の拡張期圧を上**

169

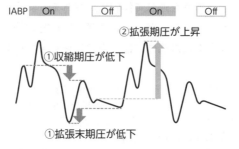

①シストリック・アンローディング効果：後負荷の減少
②ダイアストリック・オーグメンテーション効果：冠動脈血流量の増加

図1 大動脈内バルーンパンピング（IABP）による心補助の効果

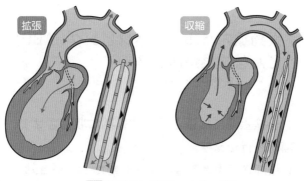

図2 拡張期と収縮期の血管の状態

昇させて、冠動脈血流を増加させ、心筋への酸素供給量を増やします。平均動脈圧が上昇することで、脳や腎血流も増加します。

● **シストリック・アンローディング（systolic unloading）効果**：心臓の収縮期にバルーンを収縮させることにより、**後負荷を軽減させ、大動脈拡張末期圧を低下させます**。それにより心仕事量を軽減させ心筋酸素消費量を減少させます。

冠血流を増加させるときは、狭窄を解除しないと効果が薄い

IABPは拡張期の動脈圧を上昇させることにより、平均動脈圧を上昇させます。この圧の上昇により拡張期に流れる冠動脈血流を増加させるため、**冠動脈**

狭窄があると狭窄のない部分に血流が流れていくため、狭窄部末梢血管への血流の増加効果は薄いことに注意しましょう。

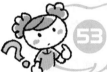

狭窄による心筋虚血に対してIABPの効果を最大限に生かす場合は、狭窄をしっかりと解除することが大事です。

(谷岡 怜)

53 カテ中に大動脈内バルーンパンピング（IABP）や経皮的心肺補助法（PCPS）はいつ必要？

- 血行動態が破綻し、心補助が必要となったときに、大動脈内バルーンパンピング（IABP）や経皮的心肺補助法（PCPS）が必要となります。
- 難しい病変を治療するときは、IABPが第一選択となる場合が多いです。
- 治療終了後のサポートでは、IABPが第一選択となる場合が多いですが、Impella補助循環用ポンプカテーテル（インペラ）も用いられます。

血行動態が破綻し、心補助が必要となったときに、大動脈内バルーンパンピング（IABP）や経皮的心肺補助法（PCPS）が必要となる

心臓カテーテル治療中に大動脈内バルーンパンピング（intra-aortic balloon pumping；IABP）や経皮的心肺補助法（percutaneous cardiopulmonary support；PCPS）が必要となるのは、**治療中や検査中に血行動態が破綻し、薬剤による補助では維持できなくなった場合、また維持できないことが予測される場合**などがあります。

IABP、体外膜型人工肺（extracorporeal membrane oxygenation；ECMO）、

Impella補助循環用ポンプカテーテル（インペラ）が、状況に応じて使い分けされます。

　もっとも挿入が簡便なのはIABPになりますが、あくまでも圧力補助の役割であるため、**自己心拍出がない場合は使用できません。**

　インペラ、VA-ECMOは流量補助になります。インペラは左室内に留置し、左室から血液をくみ出すように流量補助を行う補助装置です。そのため、右心不全により右室機能が低下している症例には不向きなことがあります。

　VA-ECMOはもっとも強力な補助装置となります。右房から脱血し、動脈に送血するため、右心不全や両心不全の場合でも補助することが可能です。しかし、心臓に対しては逆行性送血となるため、後負荷を増大させます。**必要以上の補助は心負荷を増大させることになり、注意が必要です。**

難しい病変を治療するときは、大動脈内バルーンパンピング（IABP）が第一選択となる場合が多い

　慢性完全閉塞（chronic total occlusion；CTO）の治療や左冠動脈主幹部（left main trunk；LMT）、灌流域の大きい血管の治療、側副血行路の供給源となっている血管に対する治療の際にも、補助循環が用いられる場合があります。

　この場合は心負荷軽減と冠動脈血流増加が目的となるため、**IABPが第一選択**となる場合が多いです。もちろん施設、医師の考え方や方針によります。

治療終了後のサポートでは、大動脈内バルーンパンピング（IABP）が第一選択、Impella補助循環用ポンプカテーテル（インペラ）も用いられる

　急性冠症候群（acute coronary syndrome；ACS）の治療後や待機的経皮的冠動脈インターベンション（percutaneous coronary intervention；PCI）の終了後に、冠動脈内の血栓予防や、冠動脈の血流増加や心仕事量の軽減を目的に使用される場合があります。

この場合も、IABPが第一選択となることが多いですが、心仕事量の軽減を主目的にする場合はインペラが用いられることもあります。

どの補助循環を用いても、大事なのは導入後の管理になります。「導入すれば終了」ではなく、「離脱して退院まで」が治療です。補助循環を使用するような患者さんは、カテ室からICUへと帰室し、治療が続きます。カテ中だけで離脱できればよいのですが、そうでない場合もあります。離脱を見据えたうえで、適正な全身管理を目指しましょう！

（谷岡 怜）

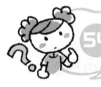

54 大動脈内バルーンパンピング（IABP）における注意点や観察ポイントは？

- バルーンの拡張・収縮のタイミングは動脈圧波形や心電図波形で決まるため、理想の正常波形を知ることが大切です。
- カテ室からの退室時や移動時は、体動による心電図の電極外れやノイズに注意します。
- 循環動態の変動や不整脈の出現、挿入部からの出血、下肢の血流障害などにも注意しましょう。

バルーンの拡張・収縮のタイミングは動脈圧波形や心電図波形で決まるため、理想の正常波形を知ることが大切

大動脈内バルーンパンピング（intra-aortic balloon pumping；IABP）には、冠動脈血流や心拍出量を増加させ、心筋酸素消費量を減少させるメリットがあります。その一方で、適切なタイミングで駆動しなければ心負荷となり、デメリットにつながる可能性があります。

バルーンの拡張・収縮のタイミングは、患者さんの動脈圧波形や心電図波形によって決まります。そのため、まずは**理想の正常波形を知る**ことが大切です。動脈圧では、拡張は大動脈弁の閉鎖直後（心臓の拡張開始時）のディクロティッ

クノッチ（dicrotic notch）に合わせ、収縮は左室の収縮直後である拡張末期圧が最低値になるよう調整されます。心電図波形で合わせる場合は、T波の頂点付近で拡張し、QRS波で収縮となります[1]。

カテ室からの退室時や移動時は、体動による心電図の電極外れやノイズに注意する

IABPは動脈圧や心電図に同期（トリガー）するため、圧波形や心電図波形を拾えていないと正常に作動しない場合があります。とくに**心臓カテーテル室からの退室時や移動時などは、患者さんの体動で心電図の電極が外れたり、ノイズが入ったりすることもあるため、注意しましょう。**

循環動態の変動や不整脈の出現、挿入部からの出血、下肢の血流障害などにも注意する

IABPが入ったときの注意点や観察ポイントとしては、**循環動態の変動や不整脈の出現、挿入部からの出血、下肢の血流障害**などにも注意します。主な合併症と観察ポイント[2]について、表に示します。モニタリングで確認しながら、合併症の早期発見に努めましょう。

- **循環動態の変動や不整脈の出現**：心室性不整脈の有無やST変化と胸部症状の有無、動脈圧の変動、IN-OUTバランス（腎血流量増加に伴う尿量変化）、また血行動態（スワンガンツカテーテルによる評価で得られる心拍出量〔CO〕、心係数〔CI〕、一回拍出量〔SV〕、肺動脈圧〔PAP〕の変動）などに、とくに気をつけましょう。
- **挿入部からの出血**：疼痛や違和感を確認しながら、挿入部はこまめに観察しましょう。
- **下肢の血流障害**：大腿動脈からのカテーテル挿入により血管内腔が狭くなり、下肢の血流障害が起こります。両下肢の色調の変化、下肢の温度の確認、足背・後脛骨動脈の触知またはドプラー血流計での確認を行います。

表 IABP施行中の主な合併症と観察ポイント

合併症	観察項目	採血データと検査
下肢虚血	・皮膚の色調変化、チアノーゼ ・皮膚温の左右差 ・足背、後脛骨動脈の触知の有無（左右差） ・痛みや痺れ、感覚異常 ・ミオグロビン尿の出現	・CK ・K
挿入部の出血・血腫	・出血の有無と程度 ・皮下出血、血腫の有無（増大傾向の有無） ・疼痛や違和感の有無	・Hb ・PLT ・ACT*/APTT
動脈損傷 （大動脈解離／腸骨動脈穿孔／大動脈穿孔）	・意識レベルの確認 ・バイタルサイン ・顔色の観察 ・胸背部痛の有無	・Hb ・PLT ・ACT*/APTT ・胸部CT
バルーン損傷	・バルーンカテテル内への血液逆流 ・拡張期圧の低下の有無 ・バルーン駆動内圧の低下の有無	―
血栓塞栓症／臓器虚血	・腹腔動脈塞栓による腹痛の有無 ・腎動脈塞栓による急激な尿量の減少、血尿の出現 ・四肢の末梢循環不全の徴候（冷感、色調変化）	・ACT*/APTT ・FDP/Dダイマー ・腹部下肢CT
感染	・バイタルサイン ・挿入部の疼痛、腫脹、発赤、滲出液、熱感の有無	・CRP ・WBC

*ACT：180〜200秒に保つことが推奨[2]されている。
※ACT：活性凝固時間、APTT：活性化部分トロンボプラスチン時間、CK：クレアチンキナーゼ、
　CRP：C反応性蛋白、FDP：フィブリン分解産物、K：カリウム、Hb：ヘモグロビン、PLT：血小板数、
　WBC：白血球数

▶ column

皮膚への固定時の工夫

　IABPやECMOチューブの突起している部分が患者さんの大腿部など皮膚に直接当たっている状況になると、患者さんに皮膚損傷や潰瘍が発生する可能性があります。皮膚に負担のかからないような固定（図）ができるように、工夫しましょう！

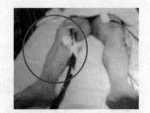

図 皮膚に負担がかからない固定

4章 補助循環のギモン！

175

●引用・参考文献

1) JSEPTIC. IABP（レベル1）：JSEPTIC CE教材シリーズ. https://www.jseptic.com/ce_material/update/ce_material_11.pdf（2022年12月閲覧）
2) 西川慶. "補助循環：IABP（大動脈内バルーンパンピング）". 心臓カテーテル看護，ちゃんと教えます. 七里守ほか編. 大阪，メディカ出版，2021，128-9.
3) 土井貴仁ほか. "IABP". 研修医・看護師・臨床工学技士のための 新版 プラクティカル補助循環ガイド：カラー図解で見てわかる！よくわかる！. 澤芳樹監修. 大阪，メディカ出版，2016，70-96.
4) 岡田慎也. IABPのやってはいけないワースト5！ハートナーシング. 32（2），2019，112-26.
5) 山川美穂. "大動脈内バルーンパンピング（IABP）《知っておきたい治療法①》". 看護roo！https://www.kango-roo.com/learning/7357/（2022年12月閲覧）

（平川歩未）

「インペラ」ってどんなもの？

- インペラ（IMPELLA 補助循環用ポンプカテーテル）は、心原性ショックなどの薬物療法抵抗性の急性心不全に対して体循環を補助します。
- インペラの吸入部は左室、吐出部は上行大動脈に留置され、血液を吸入・吐出します。
- インペラで左室アンロード、迅速・低侵襲な挿入による補助循環が可能になります。

心原性ショックなどの薬物療法抵抗性の急性心不全に対して、体循環を補助する

　心原性ショックとは、いろいろな原因によって心臓が全身に十分な血液を送ることができなくなっている状態です。そのような状態において、**心臓の代わ**

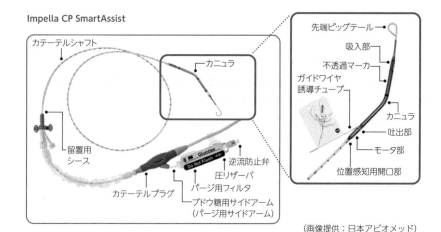

Impella CP SmartAssist

カテーテルシャフト

カニュラ

留置用シース

カテーテルプラグ

逆流防止弁

圧リザーバ

パージ用フィルタ

ブドウ糖用サイドアーム
（パージ用サイドアーム）

先端ピッグテール

吸入部

不透過マーカー

ガイドワイヤ
誘導チューブ

カニュラ

吐出部

モータ部

位置感知用開口部

（画像提供：日本アビオメッド）

図 インペラ（IMPELLA補助循環用ポンプカテーテル）の構造

りに全身に血液を送ろうとしてくれる機械が「インペラ」（IMPELLA補助循環用ポンプカテーテル）です。

　ただし、点滴による薬剤が効いて心原性ショックになっていない場合や、点滴の薬剤を一時的に止めて退院してもすぐに心不全で再入院してしまうような場合には、向いていません[1]。

吸入部は左室、吐出部は上行大動脈に留置され、血液を吸入・吐出する

　インペラの構造としては、先端がピッグテールの形をしたカテーテルに、小型モータが内蔵されているというもので、血液を吸い込む口（吸入部）と吐き出す口（吐出部）があります（図）。使用時には、吸入口が左室、吐出口が上行大動脈に位置するように留置され、心臓の代わりに血液を吸入・吐出しながら送り出します。

左室アンロード、迅速・低侵襲な挿入による補助循環が可能になる

　インペラを使用することで、左室アンロード、および迅速で低侵襲な挿入による補助循環を行うことができます。以下、それぞれ解説します。

アンロードとは"負荷をかけない"ということです。インペラは心臓の代わりに全身に血液を送るので、**一時的に左室を休ませること（左室アンロード）ができます。** その結果、心臓への酸素供給量が増し、心臓がほしがる酸素を減らすことができます。

迅速・低侵襲

インペラの挿入では開胸手術は必要なく、大腿動脈や鎖骨下動脈などから挿入可能です。インペラで挿入するカテーテルプラグは流量の違いに応じて3種類ありますが、代表的な留置手順は血管を露出せずに挿入するセルディンガー（Seldinger）法によりピールアウェイ式イントロデューサを大腿動脈に留置し、0.018インチ留置用ガイドワイヤを用いてカテーテルプラグを左室内に留置するだけです。

インペラ制御装置（メディカルスタッフが補助レベルの設定・変更などを行うコンソール）には準備ガイダンスがあるため、準備で迷うこともありません。挿入するのはインペラのみであるため、**迅速かつ低侵襲な左室補助循環装置**です。

ひとカテ
メッセージ

インペラで不潔野（制御装置）の準備中に、「こういったものの接続では、付くところにしか付かない！」と言って張り切っていたものの、電源ボタンでつまづいたのは、……筆者のことです。電源の位置は大事です！

●引用・参考文献
1) 日本循環器学会 / 日本心不全学会合同ガイドライン. 2021年JCS/JHFSガイドライン フォーカスアップデート版 急性・慢性心不全診療. https://www.j-circ.or.jp/cms/wp-content/uploads/2021/03/JCS2021_Tsutsui.pdf（2022年12月閲覧）

（今井俊輔）

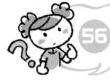

56 体外膜型人工肺（ECMO）の観察ポイントは？

● 出血では、出血部位や出血量を確認しながら、循環動態の

変動にも注意します。

- 脱血不良では、移動時や体位変換時に注意し、カニューレの屈曲や抜去を予防します。
- 下肢虚血では、送血管による下肢の血流阻害から、虚血になりやすいことに注意します。
- 動脈（A）ライン確保やSpO$_2$測定は、患者さんの右手で行いましょう。

ECMOは生態侵襲が大きく、重篤な合併症が多いため、しっかり観察する

体外膜型人工肺（extracorporeal membrane oxygenation；ECMO）では、循環・呼吸の補助を行う強力な生命維持管理装置を使用して**VA-ECMOによる心肺補助**と**VV-ECMOによる呼吸補助**を行います。**VA-ECMOは、経皮的心肺補助法（percutaneous cardiopulmonary support；PCPS）とほぼ同義です**。ECMOによる非生理的循環では生態侵襲が大きくなることから、**重篤な合併症が多い**です。ECMO施行時に起こる主な合併症の要因と観察ポイントについて、表に示します。適切な管理がとくに必要となるため、ポイントを押さえてしっかり観察していきましょう！

出血

出血は20～30％の確率[1] で発生するといわれており、ECMO施行時ではもっとも起こりやすい合併症として知られています。抗凝固薬の投与やECMO回路の凝固異常により、ECMOのカニューレ挿入部だけではなく、ほかのカテーテル挿入部や口腔内、消化管内、気道内など、さまざまな部位に出血が生じます。**出血部位や出血量を確認しながら、循環動態の変動にも注意して、早期に対応する**必要があります。

脱血不良

脱血不良が起こらないように、カニューレの屈曲や抜去を予防する必要があります。十分に脱血できていない場合、脱血回路が振動します。脱血回路の振動は、回路の血管壁の先あたりや回路の屈曲、脱水などで起こります。大腿動

表 ECMO施行時の主な合併症の要因と観察ポイント

合併症	要因	観察ポイント	採血データ・検査
出血	回路や人工肺への血液凝固因子の付着、血小板凝集が引き起こされ、血液中の凝固因子、血小板が枯渇し、出血傾向となる。	• 送脱血管挿入部出血の有無・程度 • 消化管出血の徴候 • 気道出血の徴候	• ACT*/APTT • Hb • PLT
下肢虚血	17Fr前後の送血管が挿入されるため、とくに下肢動脈硬化の強い症例では容易に下肢虚血を引き起こす。	• 皮膚色調変化、チアノーゼ • 皮膚温の左右差 • 足背、後脛骨動脈の触知の有無(左右差)	• CK • K
血栓	抗凝固をしないと、回路内、遠心ポンプ、人工肺などに血栓が生じる。	• 回路内の血栓の有無 • ヘモグロビン尿の有無	• ACT*/APTT
感染	• 穿刺部、挿入部から感染する。 • 陰部に近いため、排泄物などによる細菌汚染の可能性がある。	• バイタルサイン • 挿入部の疼痛、腫脹、発赤、滲出液、熱感の有無	• CRP • WBC
急性腎障害	回路との異物反応により溶血が起こり、遊離ヘモグロビンが腎臓で尿細管障害を起こし、急性腎障害となる。	• 尿量 • ヘモグロビン尿の有無	• Cr • BUN
浮腫	異物反応により炎症性サイトカインが分泌され血管透過性が亢進し、全身浮腫を引き起こす。	• 浮腫の有無・程度	—
肺水腫	ECMOによる後負荷の増大に対して左室腔の血液を駆出できず、左房圧が上昇することで、肺水腫になる。	—	• 胸部X線

*ACT：ヘパリンコーティング回路なら180～200秒程度、通常回路なら250～300秒程度に保つことが推奨[2]されている。
※ACT：活性凝固時間、APTT：活性化部分トロンボプラスチン時間、BUN：尿素窒素、CK：クレアチンキナーゼ、CRP：C反応性蛋白、K：カリウム、Hb：ヘモグロビン、PLT：血小板数、WBC：白血球数

脈や大腿静脈からカニューレを挿入している場合は、膝の上下でカニューレを固定します。**カニューレが屈曲しないようしっかり固定されているかどうかを確認し、とくに移動時や体位変換時などはカニューレの位置に注意しましょう。**

下肢虚血

VA-ECMO（PCPS）では、**動脈に挿入する送血管は太く、下肢の血流を阻害するため、虚血になりやすい**ことに注意します。早期発見のために、**足背動脈・後脛骨動脈の触知、下肢の温感の確認、ドプラー血流計での確認**が必要です。PCPS中の下肢虚血への対策としては、送血管挿入部の末梢側へ4Frシースを挿入してECMO送血側の側枝と連結し、下肢末梢を灌流します（図）。

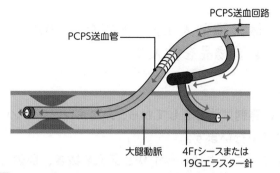

図 **経皮的心肺補助法（PCPS）中の末梢神経灌流**（文献1より改変）

ラベル:
- PCPS送血回路
- PCPS送血管
- 大腿動脈
- 4Frシースまたは19Gエラスター針

動脈（A）ライン確保、SpO₂測定

　動脈（A）ラインの確保やSpO₂の測定は、**患者さんの右手で行う**のが基本です。右腕は患者さん自身の心拍出量を評価する部位となります。

> **ひとカテ メッセージ**
>
> ECMOの使用中は、「ECMOで酸素化された血液」と「患者さん自身の肺で酸素化された血液」が存在します。2つの血液が交わる部分をミキシングゾーンといいます。ミキシングゾーンは、自己心拍出量とECMOの流量によって変化することも覚えておきましょう。

●引用・参考文献
1) 境次郎. "VA-ECMO合併症の発症". 補助循環, ちゃんと教えます. 湊谷謙司編. 大阪, メディカ出版, 2021, 98.
2) 西川慶. "補助循環". 心臓カテーテル看護, ちゃんと教えます. 七里守ほか編. 大阪, メディカ出版, 2021, 128-9.
3) 正井崇史ほか. "PCPS・ECMO". 研修医・看護師・臨床工学技士のための 新版 プラクティカル補助循環ガイド：カラー図解で見てわかる！ よくわかる！ 澤芳樹監修. 大阪, メディカ出版, 2016, 98-132.
4) 秦弘樹. "PCPSのやってはいけないワースト5！". ハートナーシング. 32 (2), 2019, 129-48.
5) ダンカン. "PCPS（VA-ECMO）回路の観察ポイント：安全に看護するためにPCPSを知ろう編". ICU看護師ダンカンの心外ブログ. https://challengens.com/1178/（2022年12月閲覧）
6) 循環器Drぷー. 出血・穿刺トラブルだけじゃない VA-ECMO（PCPS）の合併症のまとめ：異物反応がポイント. https://note.com/doctorpooh/n/nfa227bcfc0b1（2022年12月閲覧）

（平川歩未）

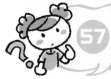

57 体外膜型人工肺（ECMO）の導入手順と必要物品を教えて！

- 血管への穿刺は消毒をしてから、カニュレーションはエコーガイド下で行います。
- プライミングによりしっかりと空気を抜き、駆動時には酸素供給を忘れないように。
- 術野で使用するチューブ鉗子や、空気抜き用ロック付きシリンジの準備を忘れずに。

血管への穿刺は消毒をしてから、カニュレーションはエコーガイド下で行う

体外膜型人工肺（extracorporeal membrane oxygenation；ECMO）のカニューレの挿入（カニュレーション）時は、主に経皮的に穿刺による挿入と、外科的に目標血管を露出して挿入する方法があります。今回は、穿刺による挿入について説明します。

まず穿刺に先立って、消毒は必須です。**ポビドンヨード（イソジン®）やクロルヘキシジンによる穿刺部の消毒を行います**。経橈骨動脈インターベンション（trans radial intervention；TRI）で経皮的冠動脈インターベンション（percutaneous coronary intervention；PCI）を行っている最中に急変した場合は、患者さんがズボンを着用したままということもありえるので、大腿動静脈を穿刺するためにもズボンを脱がしましょう。ドレープの下の患者さんのズボンを脱がすのは大変なので、まずは協力できるスタッフ全員で行いましょう。

穿刺に必要な針やガイドワイヤーなどは、使用するカニューレに同梱されてるものや別添で附属品のものがあります。そのなかに入っている穿刺針を用いて、血管を穿刺します。中心血管を穿刺するために、**エコーガイド下で行うことが望ましい**です。血管を穿刺できたら、そのまま針の中にガイドワイヤーを通していき、透視下でガイドワイヤーの走行を確認しながら挿入します。ガイドワイヤーは、動脈用（送血管）と静脈用（脱血管）で長さが違うため、注意

しましょう。長いほうが静脈用、短いほうが動脈用となります。カニューレの長さも脱血管のほうが長いため、あわせて覚えておきましょう。

ガイドワイヤーを血管内に留置できれば、穿刺針を抜いて、ダイレーターによる拡張を行います。カニューレ挿入時にいちばん抵抗になる部分は皮膚なので、ここでしっかりとセットに入っているダイレーターを用いて拡張しておくことが大事です。ダイレーターによる拡張が終われば、カニューレの挿入になります。カニューレ挿入時に抵抗が強く挿入できない場合は、皮膚を附属の尖刀で切開することや、皮下組織を拡張することで挿入しやすくなります。

プライミングによりしっかりと空気を抜き、駆動時には酸素供給を忘れないように

穿刺と並行して、ECMOのプライミングを行います。プライミングとは、空気抜きのことをいいます。ECMOは血管に挿入したカニューレと接続して血液を送脱血するため、空気を抜いておかないと開始と同時に空気を送ってしまうことになります。このため、**プライミングは必須であり、しっかりと空気を抜いておく必要があります。**

プライミングに用いる溶液は、生理食塩液や各種リンゲル液になります。施設によっても違いますが、1,000mL程度あれば十分プライミングできると思います。手順に従って、プライミングを行います。必要であれば、赤血球濃厚液（red cells concentrate；RCC）を用いて血液充填する場合もあります。

「プライミングの速さは技士の腕の見せどころ」ともいわれますが、現在のECMO回路は各社製品ともプレコネクティングされているので、それほど時間はかかりません（笑）。焦らずにしっかりとプライミングを完了させます。駆動に必要な流量計や酸素ブレンダーの接続も忘れずに行いましょう！

術野で使用するチューブ鉗子や、空気抜き用ロック付きシリンジの準備を忘れずに

穿刺によって送血・脱血管が血管内に挿入されれば、ガイドワイヤーと内筒をともに抜去します。このとき、**ゆっくり時間をかけてしまうと大量に出血するため、すばやく行います。**また、抜去と同時に、カニューレのクランプサイトをチューブ鉗子でクランプします。このときにチューブ鉗子が必要になるの

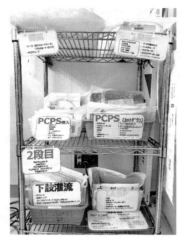

図 当院で準備している導入時の使用物品

補助循環挿入時に必要になるものをまとめている。
いざというときは、ここから物品を清潔野に出す。

で、術野に出しておきましょう（図）。

ECMO回路を清潔野に渡し、カニューレと接続します。接続時には、ヘパリン加生理食塩液を注入しながら、極力空気が入らないように接続します。接続ができたら、回路側にある空気抜きポートにロック付きシリンジを接続して、患者側から血液を引きながらさらに空気抜きを行います。

送血・脱血管ともに空気が残ってないことを確認できたら、チューブ鉗子やクランプが開放されていること、空気抜き用三方活栓の向きやキャップの有無をしっかりと確認してから、駆動を開始します。

> **ひとカテ メッセージ**
>
> ECMOの導入が終わると、"ひと段落"の空気感になることがあります。たしかに循環は安定するかもしれませんが、呼吸管理や鎮静管理も大事です。自己心拍出量しだいで冠動脈には自己肺で酸素化された血液が流れます（ミキシングゾーンがどの位置になるのか次第）。呼吸管理を怠ると、酸素飽和度の低い血液が冠動脈に流れてしまい、虚血を助長する危険性があります。

（谷岡 怜）

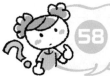

58 体外膜型人工肺(ECMO)や大動脈内バルーンパンピング(IABP)での申し送り内容は？

- カテ室からICUへの患者入室時には、患者情報と機械関連の情報も伝えます。
- 申し送りで必ず必要な情報とともに、穿刺状況や患者背景も情報共有します。
- 機械側の確認項目を知ることで、機械の異常や合併症の早期発見につながります。

カテ室からICUへの患者入室時には、患者背景や機械関連の情報も伝える

体外膜型人工肺（extracorporeal membrane oxygenation；ECMO）や大動脈内バルーンパンピング（intra-aortic balloon pumping；IABP）など補助循環が装着されている場合、患者さんはICUなどで管理されることが多いと思います。そこで、心臓カテーテル室からICUへ患者さんが入室する際に必要とされる申し送りについて、主なポイントを解説します。

申し送りで必ず必要とされる内容

申し送りで必ず必要な内容について、表1に示します。**バイタルサイン、意識レベル・鎮静レベル（鎮静薬）、出血や血腫の有無・程度・部位・出血量**などとともに、**穿刺時の状況**なども重要な情報になります。例えば、「穿刺に難渋し、何回か刺しました」といったことも併せて申し送りましょう。

その他にも、患者さんの既往歴や身体状況、精神状況、内服薬など、事前に得られている患者背景などの情報があれば、併せて伝えましょう。看護師間の情報共有が進むと、継続看護がスムーズになります。

機械側の確認事項

機械に関しては、臨床工学技士に任せている部分が多いかもしれません。し

表1 **申し送りに必ず必要な内容**

- バイタルサイン
- 意識レベル・鎮静レベル(使用している鎮静薬)
- 出血や血腫の有無・程度・部位、出血量
- 下肢末梢循環の状況(下肢末梢動脈触知の有無・左右差・温感、チアノーゼの有無)
- 患者さん自身の治療に対する受け入れ状況や理解力(患者さんの意識がある場合)
- 皮膚トラブルの有無、皮膚の状況
- 感染徴候の有無(挿入部の発赤や腫脹)
- 尿量・尿の色
- 浮腫の有無
- ACT値(最終測定時間)、採血結果(異常項目)
- 穿刺時の状況　など

表2 **機械側の確認事項**

体外膜型人工肺 (ECMO)	大動脈内バルーンパンピング (IABP)
• 設定 • 人工肺の酸素濃度、流量の確認 • 送・脱血管の色調差の有無 • 回路内血栓の有無 • 送・脱血管の屈曲、回路の振動の有無	• 設定 • バルーンの拡張・収縮のタイミング • バルーン内圧波形 • 血圧 • トリガー(タイミングのずれ)の有無

表3 **ECMOチェックリスト（当院作成）**

ECMO安全管理チェックリスト　　　　　　　　　　　　　　　　　　　　　　　　ECMOタイプ(○つける) VV・VA・VAV
患者ID：　　　　　　　　　　　　　　　脱血カニューレ：刺入部(　　)先端(　　) Fr　cm
患者氏名：　　　　　　　　　　　　　　送血カニューレ：刺入部(　　)先端(　　) Fr　cm

	月日	/	/	/	/	/	/	/	/	/	/	/
	時間	:	:	:	:	:	:	:	:	:	:	:
配線	電源は単独使用である(緑コンセント)											
	酸素・圧縮空気の配管の接続に緩みはない											
	ガスチューブの接続が適切である											
刺入部	カニューレ刺入部に出血、腫脹、発赤はないか											
	カニューレの長さに変化はない(マーキングのずれ)											
回路	回路が屈曲していない											
	回路の各接続部に緩みはない											
	回路内に血栓・フィブリンはない											
	回路内に気泡はない											
	回路に破損はない											
側枝	三方活栓の向きは正しい(開放になっていない)											
	側枝部分に血栓・フィブリンはない											
ポンプ	遠心ポンプに異音はない											
	遠心ポンプに血栓・フィブリンはない											
人工肺	人工肺から血漿リークはない											
	人工肺に血栓・フィブリンはない											
	人工肺に破損はない											
アラーム	低流量アラーム設定は指示通りである											
	圧アラーム設定は指示通りである											
	熱交換器の温度設定は指示通りである											
その他	血尿は見られていない											
	足背動脈は触知できる											
サイン												

表3 ECMOチェックリスト（当院作成）（続き）

ECMO設定用紙		No.												
患者ID：														
患者氏名：		年齢：　　性別：　M　F　身長：　　cm　体重：　　kg												
ECMO設定変更時は必ず記載！！														

	月日	/	/	/	/	/	/	/	/	/	/	/	/
	時間	:	:	:	:	:	:	:	:	:	:	:	:
設定	遠心ポンプ回転数 (rpm)												
	Sweep gas流量 (L/min)												
	Sweep gasのFiO₂ (%)												
	熱交換器温度設定 (℃)												
アラーム設定	ECMO流量・下限 (L/min)												
	P1下限 (mmHg)												
	P2上限 (mmHg)												
	P3上限 (mmHg)												
	医師サイン												
看護師記入	脱血圧P1 (mmHg)												
	肺前圧P2 (mmHg)												
	肺後圧P3 (mmHg)												
	ECMO流量 (L/min)												
	看護師サイン												
ME記入	pH												
	PaCO2												
	PaO2												
	SaO2												
	MEサイン												

かし、看護師も機械側の確認項目（表2）を知り、正常・異常を把握しておきましょう。**機械の異常や合併症の早期発見**にもつながるため、とても大切です。参考までに、当院で作成・使用しているECMOのチェックリストについて、表3に示します。

> **ひとカテ メッセージ**
>
> 補助循環装置を装着した患者さんを「チーム全体でみる」という意識を忘れずにいたいですね。

1) 山田君代．"PCPS・ECMO導入患者の看護"．新版 プラクティカル補助循環ガイド．澤芳樹監修．大阪，メディカ出版，2016，117-123．

（平川歩未）

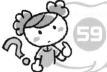

- 低輝度の画像では、脂質性プラーク（lipid plaque）、エコー減衰を伴うプラーク（attenuation plaque）に注意します。
- 高輝度の画像では、石灰化プラーク（calcified plaque）に注意します。
- 解離の画像では、血管の中膜にまで及ぶ冠動脈解離、血流と同方向にのびる順行性解離に注意します。

低輝度の画像では、脂質性プラーク（lipid plaque）、エコー減衰を伴うプラーク（attenuation plaque）に注意する

　血管内エコー法（intravascular ultrasound；IVUS）は、超音波を用いています。超音波が吸収されるやわらかい組織は、低輝度に描出されます。低輝度に描出される代表的な組織として、「**脂質性プラーク（lipid plaque）**」があります。脂質性プラークは、名前のとおり、脂肪成分が主体のプラークです。とく

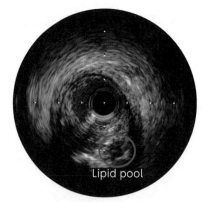

図1 脂質性プラーク
（脂質プール〔lipid pool〕）

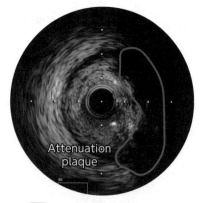

図2 エコー減衰を伴うプラーク
（attenuation plaque）

に大きい脂質性プラークの塊は「**脂質プール（lipid pool）**」（図1）と呼ばれ、バルーンやステントによる刺激（傷がつくこと）によって、中身が流れ出し、末梢塞栓を引き起こす可能性があります。

　いちばん注意が必要な画像は、「**エコー減衰を伴うプラーク（attenuation plaque）**」と呼ばれる、低輝度プラークの後ろが減衰している画像です（図2）。エコー減衰を伴うプラークは超音波がやわらかいプラーク内で乱反射し、減衰するため、後方が黒く抜けてしまいます。不安定プラークの特徴の一つであり、治療においては末梢塞栓や血栓のリスクが高くなります。治療の際には、末梢保護デバイスの使用を考慮する場合があります。

高輝度の画像では、石灰化プラーク（calcified plaque）に注意する

　超音波は、硬いものに反射します。高輝度に描出される代表的な組織として、「**石灰化プラーク（calcified plaque）**」があります。石灰化プラークは、名前のとおり、石灰化成分が主体のプラークです。

　IVUSでは石灰化の厚みを計測できませんが、位置や角度によって分類することができます（図3）。血管壁の近くに分布する石灰化は「深在性石灰化」、内腔

●位置による分類

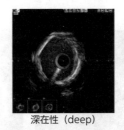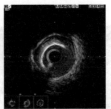

深在性（deep）　　　　浅在性（superficial）

治療抵抗性 →

●角度による分類

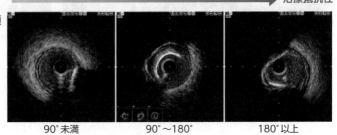

90°未満　　　　90°〜180°　　　　180°以上

図3 石灰化の分類

に近い石灰化は「浅在性石灰化」と呼ばれ、内腔に近くなるほど治療抵抗性となります。また、角度が大きく長軸方向に長いものほど治療抵抗性となるため、ロータブレーター®やオービタルアテレクトミーシステム（Orbital Atherectomy System；OAS）などアテレクトミーデバイスが必要かどうかを検討します。

解離の画像では、血管の中膜にまで及ぶ冠動脈解離、血流と同方向にのびる順行性解離に注意する

　血管に亀裂が入った状態を「解離（dissection）」といい、プラーク内に留まる解離は「内膜解離（intima dissection）」や「tear」と呼ばれます（図4）。一般的に中膜にまで及ぶものが注意すべき冠動脈解離とされ、「**中膜解離**」と分類されます。血流と同方向にのびるものを「順行性解離」、反対向きを「逆行性解離」と呼びますが、注意すべきは「**順行性解離**」です。

　解離にはエントリー（血液が流入する破綻部位）とリエントリー（血液が流出して、再流入する部位）が存在します。解離腔が大きい場合は、ステントで圧着する必要があることがあります。一方、リエントリーが存在しない場合は、「**血腫（hematoma）**」（図5）となります。血液が流入するだけで解離腔にたまるため真腔を圧排し、末梢に血液が流れなくなる場合があります。血腫を認めた場合は、時間を置いて血腫が進展していないかどうかを確認することが大事です。

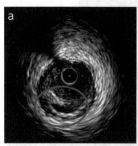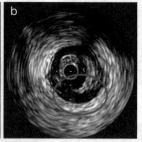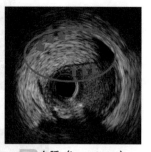

図4 **内膜解離と解離**　　　　　　　　　図5 **血腫（hematoma）**
a：内膜解離（内膜内にとどまっている）、b：解離（中膜まで達している）

ひとクチ
メッセージ　血腫が大きい場合や進展する場合は、カッティングバルーンなどを用いてリエントリーを作成するか、ステントで押さえこみます。

（谷岡 怜）

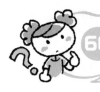

60 カテ室で使う人工呼吸器について教えて！

- 左室機能不全では、非侵襲的陽圧換気療法（NPPV）や間欠的陽圧換気（IPPV）を行います。
- 事故抜管には注意して、人工呼吸器が患者さんと一緒に動くように工夫しましょう。
- 鎮静管理が安全に直結するため、使用する薬剤の濃度などをマニュアル化します。

左室機能不全では、非侵襲的陽圧換気療法（NPPV）や間欠的陽圧換気（IPPV）を行う

　心筋梗塞が起こると、急激な心筋の壊死により左室機能不全をきたし、肺うっ血や肺水腫から低酸素状態となることは少なくありません。また、左室機能不全による血圧低下は冠血流の減少につながり、心筋への酸素供給が減ってしまい、ますます心筋にとってよくない状況に陥ってしまいます。そのため、適切な酸素投与を行うことが大事です。

非侵襲的陽圧換気療法（NPPV）

　まずは経鼻酸素や酸素マスクなどを使用し、酸素飽和度（SpO_2）の上昇がなければ、人工呼吸器による呼吸補助を行いながら治療を進めていきます。マスクによる人工呼吸である**非侵襲的陽圧換気療法（noninvasive positive pressure ventilation；NPPV）**は、マスクをベルトで固定するだけなので、迅速に始められる呼吸補助です。マスクから空気を押し出して気道に圧をかけられるので胸腔内が陽圧になり、うっ血性心不全では、心臓の前負荷、後負荷が下がり、心拍出量が上がります。

　もちろん、高濃度の酸素投与も可能です。ただし、NPPVは意識がしっかりしていて自分で呼吸ができる人に限定されます。また、NPPVを使用中に嘔吐した場合、マスクから押し出す空気で気道に吐物を押し込むことになるので、

緊急カテーテルを行い、食事した時間がわからないような状況での使用には注意が必要です。

ショック状態であったり意識レベルの低下などを認める場合は、気管挿管を行い、人工呼吸である**間欠的陽圧換気**（intermittent positive pressure ventilation；IPPV）を行います。心臓カテーテル室ではすぐに気管挿管ができるセットを準備しておく必要があります。

挿管する際に医師は患者さんの頭側に立ちますが、Cアームがありポジショニングが困難になるので、**Cアームを斜めにするなどシミュレーションで確認しておくと緊急時に迅速に対応できる**と思います。

事故抜管には注意して、人工呼吸器が患者さんと一緒に動くように工夫する

治療中でベッドやCアームが動くとき、呼吸器回路が絡まって引っ張られると事故抜管する恐れがあります。そのため、**人工呼吸器が患者さんと一緒に動くようにカテーテル台に設置する工夫**が必要です。

また、圧縮空気の必要がなく酸素ボンベによる酸素供給と内部電池で稼働する人工呼吸器であれば、治療後の搬送も安全に行えます。**小型で搬送に特化した人工呼吸器**がカテ室には向いていると思います。

鎮静管理が安全に直結するため、使用する薬剤の濃度などをマニュアル化する

NPPVやIPPVを使用している状況では、呼吸器による苦痛が出現するため、安静を守れないときには鎮静薬を使用することがあります。鎮静管理は安全に直結するため、落ち着いて対応できるよう、使用する薬剤の濃度などをマニュアル化しておくことが大事だと思います。

> **ひとカテ メッセージ** 医師は治療に集中しているので、鎮静度や患者さんの異変に気づけるのは周囲にいるメディカルスタッフです。

（柳田開成）

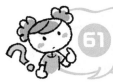

61 テンポラリーペースメーカって、どんなもの？

- 一時的に徐脈になっているときや、徐脈になることが予測されるときに使用します。
- 設定心拍数範囲内で自己心臓が動けばお休みし、自己心臓が動かなければ刺激して動かします。
- シース、ペーシングカテーテル、中継ケーブル、本体などが必要となります。
- 挿入部位としては、（右）首、肘、鼠径のそれぞれの静脈から挿入します。

一時的に徐脈になっているときや、徐脈になることが予測されるときに使用する

　テンポラリーペースメーカ（以下、テンポラリー）を使うことがありますが、使うシチュエーションは待機的に使う場合もあれば、緊急でバタバタと使う場合もあります。落ち着いて準備できるときにはバタバタとしたときに使うことも意識して準備すると、いざというときに落ち着いて行動できるでしょう。そのためには、基礎的な知識も大切です。テンポラリーについて学びましょう！

　テンポラリーは「一時的」という意味ですが、**一時的に徐脈になっているときや、徐脈になることが予測されるときに使用します。**例えば、**右冠動脈が原因の急性心筋梗塞**のときは徐脈になっていることがしばしばあります。そのようなときには、経皮的冠動脈インターベンション（percutaneous coronary intervention；PCI）の前にテンポラリーが導入されます。その他にも、**右冠動脈をロータブレーター**® **などを使って治療するとき**は、治療中に高頻度で徐脈になるのであらかじめ導入されます。

　冠攣縮誘発試験（アセチルコリン負荷試験）では、薬剤を投与すると徐脈になることがあります。そのため、この場合もテンポラリーを導入してから試験を行います。ほとんどの場合は心臓カテーテル検査・治療の終了時にテンポラ

リーを抜去して退室になるかと思います。

また、特殊な使い方としては、**高頻拍の不整脈の発生時**に、その頻脈以上のペーシングを行い、ペーシングに完全に乗せた状態で、いきなりペーシングをOffにし、高頻拍不整脈を停止させるために使用することもあります。

設定心拍数範囲内で自己心臓が動けばお休みし、自己心臓が動かなければ刺激して動かす

テンポラリーとは、ペースメーカ本体とペーシングカテーテルを接続し、ペーシングカテーテル先端の電極で心臓の動きを読み取り、設定心拍数範囲内で自己心臓が動けばお休みし、自己心臓が動かなければ本体から電気信号を送り、心臓を刺激し動かすものです。

テンポラリーに必要なものは、シース、ペーシングカテーテル、中継ケーブル、本体です。場合によっては、固定用の糸と縫合する針などが必要になります（図）。

挿入部位は、（右）首、肘、鼠径のそれぞれの静脈から挿入されます。 PCIが行われる動脈シースの場所に合わせて選択されたり、カテ後も留置が必要かもしれないときには首が選択されたりします。

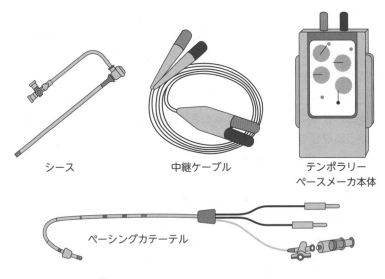

シース　　　　　　中継ケーブル　　　テンポラリーペースメーカ本体

ペーシングカテーテル

図 テンポラリーペースメーカに必要なもの

手順としては、まずはシースを挿入します。シースはペーシングカテーテルのサイズに合わせたシースを選択します。多くの場合は5Fr、ペーシングカテーテルのサイズによっては6Frが必要です。また、ペーシングカテーテルが5Frであっても、側管から点滴をする場合があります。その場合は、ペーシングカテーテルのサイズの1サイズ太いシースを使用します。

シース挿入の後に、ペーシングカテーテルを挿入します。ペーシングカテーテルには、上大静脈用と下大静脈用の2種類あることがあります。首・肘から挿入する場合は上大静脈用、鼠径から挿入する場合は下大静脈用を選択しましょう。カテーテルは静脈を通じて右房を越えて右室にカテーテルを挿入します。カテーテルの先端にはバルーンが付いており、血流に乗せて挿入していきます。

また、カテーテルと本体の接続では、中継ケーブルを使用します。中継ケーブルのコネクタは、ピンを刺しネジを回して固定するタイプと、ワニロといってワニの口のような、ピンを挟むような形をしたものがあります。留置したまま病棟へ帰室するようなシチュエーションでは、ネジで固定するタイプの中継ケーブルを使用しましょう。

カテーテルの先端の位置が決まれば、カテーテルを固定します。一時的に使用するだけの場合は、固定しないこともあります。

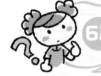

テンポラリーは比較的よく使われるME（medical engineering）機器であるため、どのようなものかを知っておく必要があります。準備するものにも抜けがないように、日ごろから準備しておきましょう。

（野崎暢仁）

62 ペーシングカテーテルを挿入したときに、必ずすることは？

- ペーシングカテーテルの挿入後は、センシングとペーシングについて確認します。
- センシングについては、「自己脈を感知することができるか？」をチェックします。

● ペーシングについては、「電気刺激をしたら心臓は反応するか？」を把握します。

ペーシングカテーテルの挿入後は、センシングとペーシングについて確認する

テンポラリーペースメーカの導入時に、ペーシングカテーテルが右室に挿入されたら、2つの確認をします。**一つは「自己脈を感知することができるか？」（センシングの確認）、もう一つは「電気刺激をしたら心臓は反応するか？」（ペーシングの確認）**です。テンポラリーペースメーカの仕組み（図）とともに、以下、解説します。

まずは、**スイッチ類**を確認しましょう。センス、出力、レートは、すべていちばん小さい数字に設定しておきます。その次に、電源を On にします。心電図を見ながら、ペースメーカ本体のセンスの**確認ランプの点灯**をチェックします。

「自己拍に合わせてランプは点灯しているか？」がわかったら、センスのダイ

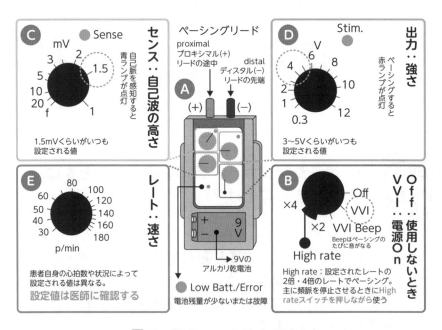

図 テンポラリーペースメーカの仕組み

ヤルを回し、**どの値までセンスのランプが自己拍に合わせて点灯する**かを確認します。**おおよそ5mVくらいまで点灯すれば、オッケー**です。センスを1.5mV程度に設定します。

次に、**自己心拍数**を確認します。自己心拍数以上のレートに設定し、出力を5V程度に設定します。心電図を確認し、ペーシングされているかどうかを確認します。出力を徐々に、0.5Vずつ程度下げていき、**1V以下までペーシングされればオッケー**です。3〜4Vに設定します。ここでレートを落とすかどうかは、施行医とのコミュニケーションで決定します。

現状、徐脈の場合は、ペーシング出力にすると思います。徐脈になったときのバックアップであれば、極力、自己拍になるレート設定にするようです。

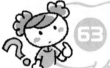

大切なことは必ず施行医と周りのスタッフに聞こえるように、一つひとつの行動を声に出して、伝えるようにしましょう。また、患者さんにはペーシングによってドキドキするとか、心拍数の変動によって気分が悪くなることがあることを伝えましょう。

（野崎暢仁）

⑥③ テンポラリーペースメーカを入れたときの注意点は？

- テンポラリーペースメーカを入れると不整脈が誘発されることがあるため、注意しましょう。
- 急性心筋梗塞のときに入れるテンポラリーは、心室期外収縮（PVC）が起こるため"とくにとくに要注意"です。
- カテーテルや本体の位置が変わらないように、注意しましょう。

テンポラリーペースメーカを入れると不整脈が誘発されることがあるため、注意する

テンポラリーペースメーカを入れることによって、不整脈が誘発されることがあります。とくに**急性心筋梗塞のときに入れるテンポラリーは、"とくにとくに要注意"です**。ペーシングカテーテルを右室内に挿入し、心筋にカテーテルが当たったときに心室期外収縮（premature ventricular contraction；PVC）が発生します。これは毎回起きるもので、**右室内に入った証拠にもなるもの**です。

普段の症例では、PVCがそれ以上悪さをすることは少ないですが、急性心筋梗塞によって心筋にダメージが起こっているときには様子が異なります。このPVCによって、いわゆるR on Tという心電図波形になり、心室細動（ventricular fibrillation；VF）が誘発されてしまうのです。テンポラリーペースメーカの挿入中は、普段の症例のときからモニタリングに注視し、**除細動器の準備をしておく必要があります**。

カテーテルや本体の位置が変わらないように、注意する

その他にも、**カテーテルの位置が変わったことによってペーシングができなくなってしまう**こともあります。心臓カテーテル検査・治療中のドレープではほかのデバイスが出し入れされていますが、その操作によってカテーテルや中継ケーブルが引っ張られて抜けてしまうことがあります。

また、**本体を置く位置にも気をつけてください**。カテーテル台は動くため、動くカテ台の上に固定して置くようにしてください。例えば、カテ台に固定されていない点滴棒などに本体を置いていると、カテ台が動いたときにカテーテルが引っ張られて抜けてしまう可能性があります。**清潔ドレープの上で、鉗子やドレープシールなどを用いて、カテーテルおよび中継ケーブルを固定しておく**とよいでしょう。

ひとカテメッセージ　テンポラリーでも、VFなど思わぬ出来事が起こる可能性があります。心臓カテーテル室のスタッフは片時も油断せず、モニタリングや患者さんの観察をしなくてはなりませんね。

（野崎暢仁）

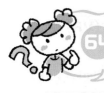

64 除細動が必要な心電図波形は？

- 除細動の適応となる心電図波形は、心室細動（VF）と無脈性心室頻拍（pulseless VT）です。
- 心電図の変化をいち早く見極め、医師の指示のもと1秒でも早く蘇生処置を始めましょう。

エイシス	ピー・イー・エー
心静止	**無脈性電気活動（PEA）**
asystole	pulseless electrical activity
心電図は平坦となり、心臓は電気的に活動していない（拍動触知不能・血圧測定不能）	心電図上で収縮波形は認められるが、拍出がない（拍動触知不能・血圧測定不能）

パルスレス・ブイ・ティー	ブイ・エフ
無脈性心室頻拍(pulseless VT)	**心室細動（VF）**
pulseless ventricular tachycardia	ventricular fibrillation
心室頻拍のなかでも、血液拍出が認められない（拍動触知不能・血圧測定不能）	心筋が不規則に収縮し、統一した収縮運動が認められない（拍動触知不能・血圧測定不能）

図 心停止の種類

除細動の適応となる心電図波形は、心室細動（VF）と無脈性心室頻拍（pulseless VT）

除細動の適応となる心電図波形は、心室細動（ventricular fibrillation；VF）と無脈性心室頻拍（pulseless ventricular tachycardia；pulseless VT）です。

心停止には、心静止（asystole）、無脈性電気活動（pulseless electrical activity；PEA）、pulseless VT、VFと4種類あります（図）。**4種類とももちろん胸骨圧迫は必要**ですが、そのなかでも除細動が有効な不整脈は、pulseless VT とVFです。

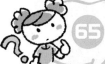

除細動が必要なシチュエーションでは、瞬間的な判断が必要になります。心電図の変化をいち早く見極め、チームメンバーと共有し、医師の指示のもと1秒でも早く蘇生処置を始めましょう。

（野崎暢仁）

---

65 除細動器ってどんなもの？ 使い方は？

- 除細動器は心臓に大きな電気を瞬間的に流し、心室細動（VF）や心室頻拍（VT）の電気信号をリセットします。
- 突発的な心室細動（VF）などの発生では、手持ちパドルで除細動します。
- VFなどが頻発する場合や除細動が必要と予測される場合には、電極パッチを貼り付けておきましょう。

心臓に大きな電気を瞬間的に流し、心室細動（VF）や心室頻拍（VT）の電気信号をリセットする

除細動器は、心臓に大きな電気を瞬間的に流し、心室細動（ventricular fibrillation；VF）や心室頻拍（ventricular tachycardia；VT）によるバラつきがあり速い電気信号をいったんリセットするものです。除細動をかけた後の心臓

では、自身の刺激伝導系が再び動き出し、洞調律に戻ることが期待されます。

　除細動は心臓を復活させるイメージがありますが、心臓の電気活動をいったんリセットするもので、そのあとの洞調律は自力によるものなのです。そのため、**除細動直後は必ず胸骨圧迫が必要になります**。しっかりと胸骨圧迫を行い、刺激伝導系が動き出すサポートをしなくてはなりません。

突発的な心室細動（VF）などの発生では、手持ちパドルで除細動する

　除細動電極については、手持ちパドルと電極パッチを使用する方法の2種類があります。**突発的なVFなどの発生では、手持ちパドルで除細動する**のがよいでしょう。**VFなどが繰り返し頻発する場合や除細動が必要と予測される場合には、あらかじめ電極パッチを貼り付けておくのがタイムロスを短くするうえで**よいでしょう。

　使い方の手順としては、電源を立ち上げるとともに、出力値を設定します。医師の指示によりますが、150J（バイフェージックの場合）が多いでしょう。手持ちパドル電極には、**除細動ジェル**が必要です。適量のジェルをパドルに塗り込み、患者さんの心臓を挟み込むように強く押し当てます。その後、充電（チャージ）ボタンを押します。心電図がVFまたはVTであることを再度確認し、除細動器のチャージ完了の合図で、周りに除細動することを伝えて、除細動ボタンを押し、完了です。すぐさま胸骨圧迫を再開しましょう。

ひとカテ
メッセージ

　除細動はいざというときに登場するものです。また、「いざ！」というときに使えなければ、患者さんの命を救うことはできません。そのため、機器の点検、必要物品が整っているかどうかの確認は最低限、毎日しましょう。準備が整っているかどうかには、使い方を知っているかどうかということも含まれます。点検の際には、万一のことをシミュレーションしながら点検しましょう。

（野崎暢仁）

5章

患者・家族
からの
ギモン！

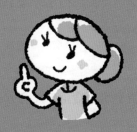

66 どれくらい入院する必要がある？

　施設によりますが、**冠動脈造影（CAG）は1〜3日間、経皮的冠動脈インターベンション（PCI）は1〜4日間、冠動脈バイパス術（CABG）は10〜14日間、カテーテルアブレーション（ABL）は2〜4日間の入院が必要です。**入院していると、合併症などの早期発見・治療ができます。

　日帰りカテをしている施設もあります。ただ、日帰りカテ時は、患者さんが自分自身でカテ後の合併症などの観察などもしないといけません。

67 入院給付金はもらえるの？

　医療保険の入院給付金は、**病気やけがの治療を目的に入院したときのみ、支払われます。**検査入院など、治療を目的としない入院は含まれません。給付額は入院1日あたり5,000円、10,000円などです。

　入院によって働けない間の収入減を計算して、施設によりますが、入院するか、日帰りにするかの参考にしてみてはどうでしょうか。

　たまには病気をきっかけに、ゆっくりと休んで人生を振り返るのもよいかもしれません。

68 カテ検査の費用や治療費はいくらかかるの？

　心臓カテーテル検査の料金は、1日でだいたい2〜3万円（3割負担の場合）です。急性心筋梗塞に対して冠動脈カテーテル治療を行う場合、1日目の料金はだいたい30〜50万円（3割負担の場合）です。冠動脈バイパス手術を行う場合、1日目の料金は60〜80万円（3割負担の場合）となります。

　手技や薬剤などの使用量によって、多少の誤差はあります。ステント1本の値段はだいたい13〜16万円で、それぞれ処置があるため高額になります。

69 高額療養費制度は、使える？

　高額療養費制度は、一定の金額（自己負担限度額）を超えた場合に、その超えた金額を支給する制度です。**自己負担の限度額は、年齢および所得状況によって決まります。**医療費の金額を聞いてびっくりすると思いますが、自己負担に限度額があるのは、さすが国民皆保険制度がある日本です。

column

心臓カテーテル検査・治療を
初めて受ける患者・家族への説明

　外来では、検査を受けるにあたって家族へのお願いや、入院にあたっての持参物、簡単な検査の流れについて説明します。

　病棟では入院時に、検査前日から検査当日、検査中、検査後までの流れとともに、検査後の注意点などを一通り説明しています。でも、患者さんは検査が無事に終わるかどうかで頭がいっぱいです。そのため、一度の説明で完璧に理解してもらうのは難しい場合が多いようです。**タイミングを合わせて、細かく説明する**ことがポイントです。

　どれだけ説明して、伝えたと自分では思っていても、患者さんが理解していなければ意味がありません。緊張している患者さんは混乱していることも多いため、説明後も患者さん自身で再確認できるように、**パンフレットやメモに説明内容を残す**のもよいと思います。

70 術前に飲み物や食べ物で注意するものは何ですか？

　術前では、飲み物や食べ物で注意するものはありません。施設によりますが、絶食または半量摂取でお願いします。

心臓カテーテル検査の合併症として、造影剤アレルギーや血管迷走神経反射で吐き気を引き起こす可能性があります。検査中は仰臥位のため、吐物が気管に入って誤嚥性肺炎を起こしてしまうかもしれないので、ご理解ください。

71　カフェインは、どうしてだめなの？

　カフェインについては、血流予備量比（FFR）検査時にアデノシン三リン酸二ナトリウム水和物（アデホス®）を使用する場合は、カフェインの影響が出てしまうため、**前日からカフェインの摂取は禁止になります**。

　どうしても飲みたくていらいらしてきたら、カフェインレスのコーヒーを飲みましょう。でも、我慢すればするほど、検査が終わってから飲むコーヒーは最高においしいと思いますよ。

72　ワクチン接種は、カテ前後のどちらがよい？

　ワクチン接種は、心臓カテーテル検査後に受けても影響はありませんが、免疫力が低下していると抗体ができにくくなります。まずは、**体力をつけて体調を整えて、心臓カテーテル検査に挑むことをお勧めします**。また、発熱したときに、カテによる影響なのか、ワクチンの副作用かわからなくなります。そのため、急ぐ場合は、**ワクチン接種前にカテ検査を受けることをお勧めします**（注：自施設の決まりを確認してください）。

　COVID-19のワクチン接種後ですが、ワクチン接種側の腋窩に片側リンパ節腫大をきたし、6〜10週間持続することがあり、乳房超音波検査、マンモグラフィ検査、肺CT検査には影響が出ることがわかっています。

まずは自施設の決まりを
確認してから、患者さんの
ギモンに答えましょう！

73 尿道バルーンカテーテルが絶対に必要となる対象者は？
トイレに行きたくなったらどうするの？

　尿道カテーテル（尿道バルーン）が必要となる対象者は、**大腿穿刺を受けた人や、治療後にベッド上で安静にして臥位での排尿が困難な人**です。頻尿や利尿薬の服用中など、**患者さん自身が希望した場合**に安静解除となるまで導入可能です（注：自施設の決まりを確認してください）。尿器での排尿が可能であれば、男性用集尿器（コンビーン®など）を利用するのもよいです。

　防水シーツなどを敷いているため、もし排尿してしまっても大丈夫です。看護師も怒ったりしません。

74 義歯や眼鏡は、つけていてもよい？

　治療中に合併症の不整脈を起こし、電気ショックを使用するときに、義歯や眼鏡の金属部分でやけどをする可能性があるため、**基本的に出棟前の病棟で、義歯や眼鏡などの金属類は外してもらいます**。視力障害によって歩行困難となる場合は、検査ベッドに臥床するまでは眼鏡をつけていられます。

　義歯については、例えば、鎮静薬を使用したときに呼吸抑制などの合併症が起こり挿管となると、義歯を誤飲してしまう可能性があるため、出棟前の病棟で外してもらいます。いずれにせよ、**体につけているものは、できる限り外していきましょう。**

75 カテ治療を行った疾患が遺伝性の可能性はある？

　遺伝子の可能性はあります。家族性高コレステロール血症や早発性冠動脈疾患などは、比較的高頻度の遺伝疾患です。家族で心疾患が多いようであれば、スクリーニングをお勧めします。

　なお、遺伝性疾患については、根本的な治療法はありません。遺伝子疾患を

知り、疾患の予防や合併症の早期発見につなげて、長生きしましょう。

76　どうして前日から生食の点滴をしないといけないの？

　まず、**生食の点滴が絶対必要になるということではありません**。腎機能が悪い人に対する腎機能保護、絶飲食に備えた脱水予防のために点滴をします（注：自施設の決まりによります）。

　どうしてもいやなら、担当医師と相談してみましょう。何でも相談できたり、ちょっとした意見を言ったりできる担当医師も見つけておきたいですね。

77　現在の経皮的冠動脈インターベンション（PCI）の適応基準は？ 予後はどんなもの？

　経皮的冠動脈インターベンション（PCI）の適応については、冠動脈の病状を点数化して評価するSYNTAXスコアなどにより、決定します。

　糖尿病や多枝病変、三枝病変、左冠動脈主幹部（LMT）病変の人は、バイパス術のほうが予後がよい場合があります。

78　糖尿病の薬を中止するのはなぜ？

　術前の絶飲食により低血糖になる可能性があるため、**糖尿病の薬は全般的に休薬します**。とくに**ビグアナイド系の糖尿病薬では、もっとも重篤な副作用である乳酸アシドーシスによる腎機能障害を起こしてしまいます**。

　もう少し説明すると、心臓カテーテル検査でヨード造影剤を併用すると一過性に腎機能が低下する可能性がありますが、ビグアナイド系糖尿病薬を服用していたため腎排泄が減少して腎機能障害が起こり、死亡となったケースがあります。

　患者さん自身による服薬などの自己調整がいちばん危ないです。やめてもよ

い薬と絶対にやめてはいけない薬があるので、医師を信じましょう。

79 いまのところ症状はないし、心電図も大丈夫……。
検査をしないといけない？

　心エコー検査で問題がなければ心臓カテーテル検査の必要はありませんので、念のため**心エコー検査をお勧めします**。ただ、心不全でみられるような症状があり、心電図検査や心エコー検査で問題があるときは、必ず必要とされる検査を受けてください。

　心エコー検査や心筋シンチグラフィ検査などで異常がわかる場合があります。検査が不安でしたら、担当医に相談するのも一つです。

80 遠位橈骨動脈アプローチ（dRA）は、ほかのアプローチ
より何がよいの？

　遠位橈骨動脈アプローチ（dRA）は、出血のリスクが低く、神経障害の合併症が少なく、カテ後の安静時間が短いと考えられます。当院では、血管エコー検査や動脈触知により、dRAが適応可能かどうかを決めています。dRAで用いるシースのサイズは通常は6Frですが、**シースのサイズが7Frである場合は高齢者や血管が細い人には実施困難なことがあります**。

　医療技術も医師の手技も進歩しているので、**dRAが適応可能なら受けてみる価値はあります**。

81 疾患によって穿刺部位が違うのはなぜ？

　近年は、穿刺部位として橈骨動脈を選択することが多くなっています。ロータブレーター®や方向性冠動脈粥腫切除術（DCA）などの治療で、**太いカテーテルが必要なときは大腿動脈を選択します**。以前は大腿動脈が選択されていましたが、デバイスの進化により橈骨動脈の選択が可能なデバイスも増えています。

病気をほったらかしにすればするほど、しんどい治療になります。病気になったことをきっかけに、日常生活の食事や飲酒や運動などを見直して、楽しい人生を過ごしましょう。

82 血管の中に管を入れるって、何センチくらい入れるの？

まず、土台となる10cm程度の管を入れ、その管に沿って心臓まで管を入れています。

「血管の中に管を入れる」というと、たしかに驚かれるかもしれませんね。土台を作るときの麻酔は痛いですが、その後は痛みなど感じないことが多いので、安心してください。

また、管を入れるときに、ちょっとだけ「う～ん？」という感じの違和感をもつ人もいます。

83 1回のカテで、詰まってるところはすべて治せるの？

1回のカテで詰まってるところをすべて治すことはできますが、時間がかかり、体への負担が大きく、合併症を起こす可能性も高くなります。1回で治してほしい気持ちはわかりますが、**複数回に分けたほうが体への負担は少ないです。**病気の年数が経てば経つほど、治すのにも時間がかかります。若いころとは違って、体への負担は大きくなるので、年齢に応じた治療法をお勧めします。ただし、主治医の考えもあるので、事前に相談するようにしましょう。

なお、国民健康保険制度の規定では、ステントは2本、経皮的バルーン血管形成術（POBA）は2本までとされています。

まずは自施設の決まりを
確認してから、患者さんの
ギモンに答えましょう！

84 三枝病変に対して、手術ではなくカテーテル治療はできる？

三枝病変に対するカテーテル治療は、多くの場合で可能です。
既往歴や年齢などを考慮したうえで、主治医にも相談し、ご自身の考えで選択するのがよいと思います。どちらであっても、最善の治療を行います。

85 カテーテル治療の適応にならない症例があります。バイパス手術とカテーテル治療は、どうやって選んでいるの？

カテーテル治療が適応にならない症例で、バイパス手術を行います。治療方針を聞いて迷ってしまったときは、いろいろな病院で**セカンドオピニオンを受けてから決めるのもよいでしょう。**

86 ローターで削ったカスはどうなるの？

ローターで削ったカスのサイズは、赤血球よりも小さくなります。血管に詰まることはなく、血液中に流れて体外へ排出されます。
ローターの削ったカスはあなたのものですから、あなたの体が処理してくれます。

87 治療の成功率が知りたいのですが……

デバイス開発の進歩により、**急性期の治療では成功率は100％に近くなっています。**ただ、**慢性完全閉塞病変（CTO）**などについては、症例によっては不成功に終わってしまうこともあるようです。

88 検査中に音楽をかけるなど、リラックスできるものはない？

　音楽をかけてくれる施設もありますが、激しい音楽は避けてください。 非充血圧比（NHPR）といわれる心臓の虚血（血が足りていない）かどうかの検査をする場合は、安静にしていないと正しい検査値がとれないこともあります。
　リラックスできる呼吸法など、日ごろから練習していると自分自身の心身をある程度まではコントロールできるようになります。 お守りをもっておきたいときは、医師や看護師に相談してみてくださいね。看護師の声かけでもリラックスしてもらえるように、がんばりたいと思います。

89 経皮的冠動脈インターベンション（PCI）やカテーテルアブレーション（ABL）などの治療中は、動けないの？

　治療中は心臓の血管の中にあるカテーテルをミリ単位で操作しているため、患者さんが動くと心臓の血管を傷つけてしまったり、金属でできているステントを入れているときに位置がずれたりして、合併症を起こしてしまう可能性があります。合併症を起こさないためにも、**カテ中はできる限り安静にしていてください。**
　胸部症状などで「どこかしんどい」と感じるときは、動かず声に出して言ってください。 しんどいのを我慢すると、合併症を引き起こす可能性があります。身体的・精神的に苦痛があり、安静にしているのが難しいときは、鎮静薬を使用して苦痛の軽減を図ります。いちばん大切なことは、ベッド上で安静に臥床していることです。

90 カテ室が寒いのがつらいんです。寒いから靴下や下着はつけられる？

　靴下は履いていてもかまいませんが、汚れてしまう可能性があります。 酸素の数値を測る機械をつけることがあるため、**片足のみ脱いでもらうことがあり**

ます。足から管を入れない場合は、下着は装着していてもかまいません（注：施設により、異なります）。

　放射線の機械に熱がこもると故障してしまうため、部屋の温度は低めに設定しています。カテ室は寒いため、保温などに気をつけて、タオルケットや保温覆布を使ったり、消毒液を温めたりするなど保温に努めています。覆布には防水機能があるため、熱がこもりやすく、温かくなります。寒いと感じるのは、覆布がかかる前の消毒の時間までだと思います。

　消毒前後の数分で覆布をかけるなど、スムーズにいくようにチームワークに努めます。寒く感じるときは、看護師に言ってくださいね。保温についても、プロフェッショナルな看護をしてくれます。

91　全身麻酔をかけてもらうことはできないの？　局所麻酔だと、カテ中は意識があるもの？

　基本的に局所麻酔で行います。**全身麻酔をすると、意識がなくなり、痛みも感じません。**気管挿管などの処置では、体への侵襲度が高いため、全身麻酔が必要です。費用については、局所麻酔より全身麻酔のほうが高額です。入院期間は、局所麻酔より全身麻酔のほうが長いです。

　局所麻酔では意識があって、術中のことがわかります。管が入るところの局所的な痛みを抑えるなど、体への侵襲度が低い処置のときに行います。局所麻酔と併用して、鎮静薬などを使用することもあります。意識はありますが、うとうとしたり、緊張がほぐれたり、治療の痛みがやわらいだりします。

　局所麻酔中の処置では、看護師が優しく声かけしてくれます。全身麻酔だと何をされているかがわからないうちに終わりますが、局所麻酔だと自分の体、それも心臓の治療をしている医師と会話したり、治療中のスタッフの会話を聞けたりするので、貴重な体験になりますよ。

92　鎮静薬の使用時に、夢を見ることはあるの？

　局所麻酔では、穿刺部痛や治療中の胸痛などの痛みの予防として鎮静薬を使用します。**熟睡はできませんが、入眠やうとうとするくらいの傾眠はできます。**

夢を見ることもあります。

93 ステントに寿命ってあるの？

ステントは、**基本的には半永久的に使用可能です**。ただ、再狭窄などが起こることはあります。

半永久に使用できるため、費用も高額になっています。

94 治療は1回するだけで、大丈夫？

規則正しい生活をしていれば、1回の治療で基本的には大丈夫です。しかし、不規則な生活をすれば、再狭窄や新たな病変ができてしまいます。**禁煙は必須ですし、内服薬などの飲み忘れがないようにしてください**。規則正しい生活を含め、生活習慣の改善が大切です。

周りの人がびっくりするくらい自分を変えて、健康マニアになりましょう。そうすれば、カテーテル台に横たわることもなくなりますよ。

95 造影剤が入ってくると、どんな感じ？

心臓の血管を撮影しているときは、何も感じないことが多いです。しかし、左室造影検査（LVG）や大腿動脈（FA）の造影などでは、一度にたくさんの造影剤を使用するため、**造影部位によっては体が熱くなることがあります**。

例えば、「お尻の穴まで熱くなります」と説明している先生もいるくらい、熱くなることがあります。でも、**熱かったこともすぐに忘れてしまうくらい一瞬の出来事です**。

96 カテ中は痛いもの？ 痛かったら我慢しなくてもよい？

　我慢しなくてもよいです。痛みを我慢すればするほど痛くなるので、医師が局所麻酔後に痛みの確認をします。また、痛みがあるときは麻酔を追加するので大丈夫です。

　それでも、意識はあるので、まったく痛みがないというわけにはいきません。麻酔は体の表面にはできますが、血管にはできないため、**痛みというよりも違和感があります。歯医者さんの麻酔と同じ感じです。**

　我慢はしなくてもよいですが、わがままはダメですよ。

97 穿刺部位を強く圧迫されるのはなぜ？

　穿刺部位を強く圧迫しないと、出血してしまうリスクがあるためです。出血してしまうと、再度圧迫しなくてはならないため、臥床安静時間が長くなってしまいます。また、仮性動脈瘤や動静脈瘻などの合併症を起こす可能性があります。

　採血などでは静脈に穿刺しますが、心臓カテーテル検査の穿刺は動脈に対して行うもので、医師のみが行う処置となります。簡単そうに見えるかもしれませんが、デバイスのサイズや血圧の数値などを把握したうえで、"神業"ともいえるほどの手技で圧迫の力を調整しています。

98 カテ時間が長い場合、家族が付き添ったほうがよい？

　カテでは、手術と同等の治療を行っています。合併症が生じてしまったときには、治療変更などについて説明したうえで家族の同意が必要になります。そのため、手術の進行状況や施設にもよりますが、**基本的には家族に付き添ってもらうのがよい**です。ただ、携帯電話などで連絡が確実につながる状態であれば、当院では食事などの一時的な外出は許可しています。

患者さんは病気と闘っています。家族の応援が、患者さんにとってはいちばんの勇気づけになります。"家族の絆"という強みは看護師にはないものですから、ぜひ一緒にいてあげてください。

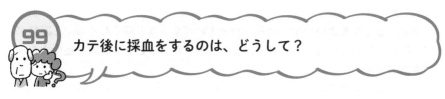

99 カテ後に採血をするのは、どうして？

急性心筋梗塞によって、梗塞部分の血流は途絶え細胞が壊死してしまいます。カテ後に採血をするのは、**心機能障害を血液検査によって把握するためです。**血液検査を行うことで、**再狭窄や合併症などの早期発見にもつながります。**

血液検査では、赤血球数（RBC）やヘモグロビン（Hb）など貧血に関する項目、クレアチンキナーゼ（CK）やクレアチンキナーゼMB分画（CK-MB）、心筋トロポニンなどの心筋に関する項目、白血球数（WBC）やC反応性蛋白（CRP）など感染に関する項目、血液尿素窒素（BUN）やクレアチニン（Cr）など腎機能に関する項目について評価します。

100 カテ後に安静にしないといけないのはどうして？ どのくらい動けない？ 反対の足なら動かしてよい？

カテーテルを動脈に挿入している場合、静脈とは違って止血に時間がかかるため、ベッド上で安静にする必要があります。

橈骨動脈や上腕動脈など手から管を挿入している場合は、1時間くらい動いてはいけません。管が入っていなかった反対の手は使用できるため、トイレや食事は可能です。

また、**大腿動脈に管を挿入している場合は、管のサイズや止血デバイスによって変わりますが、通常は3～6時間くらい安静にしている必要があります。**体全部を動かしてはいけないわけではなく、両手は自由に動かせます。食事や排尿は横になったまま行うことになるため、介助が必要になります。排尿用の管（バルーンカテーテル）を挿入する施設もあります。**止血しているほうの足は動かせませんが、足首を曲げることはできます。**反対側の足については、**止血直後は動かさないほうがよいですが、監視下では軽くであれば膝を曲げても大丈夫です。**看護師の指示に従ってください。

216

長時間の安静により腰痛が出現したときは、看護師に除圧をしてもらうと痛みが楽になります。動けないという制限を受けて、気持ちがしんどくなると思います。音楽を聴いたりテレビを見たりして、気分転換を図りましょう。

　寝ながらものを食べる機会は滅多にありません。看護師に思う存分お世話してもらってくださいね。

101 カテ後、どのくらい薬を飲み続けるの？

　カテ後、薬剤の内服量は少なくなるものの、**低用量アスピリン（ASA）やHMG-CoA還元酵素阻害薬（スタチン）はステント血栓症を予防するためには一生かけて内服する必要があります。** 内服していることで、再狭窄が起こりにくくなり、予後もよくなります。

　もし飲むのをやめてしまったら、あなたの"命の火"は消えてしまうかもしれません……。内服するのを忘れないために、お薬カレンダーや薬ケースを活用しましょう。

102 入浴やシャワーは、いつからできるの？

　カテ後、血液検査での炎症反応や発赤、腫脹など創部の状態、施設によっても異なりますが、**手から管を入れた場合は、翌日から入浴は可能なことが多いです。** 管が太ければ太いほど創部の穴は大きいので、様子を見る必要があります。

　足から管を入れた場合は、太い管が多いため、だいたい翌日からシャワー浴または清拭となります。 入浴に関しては、創部の穴の治癒状況に応じて可能かどうかを判断します。

　創部の穴を見てみてください。穴を見て「傷がしみるだろうな」と思ったら、入浴しないほうがよいかもしれません。ぜひ、看護師に相談してみましょう。

まずは自施設の決まりを確認してから、患者さんのギモンに答えましょう！

103 リハビリテーションはいつから必要？
治療後は、いつから普通の生活を送ってもよい？

　治療後は、安静にしていても体力や心機能は低下しているため、社会復帰と再発防止の目的で心臓リハビリテーションが行われます。当院では、**治療後4日目前後に運動負荷検査と血液検査を行い、心臓リハビリテーションを開始してもよいかどうかを判断します。**その後も、専門医や看護師、理学療法士が、心電図や血圧の状態を観察しながら指導していきます。

　心機能を向上させ体力を整えるまで、目安として1〜4ヵ月前後かかりますが、その間は再発防止のために運動を続けることを勧めています。とくに**有酸素運動（ウォーキングや自転車など）は、酸素を取り込みながら行う運動のため効果的です。**無酸素運動（腕立て伏せや全力疾走など）は、酸素を取り込まずに行うことから、心臓に負担をかけてしまうため控えましょう。

　普通に生活するための行動ができなくなると、びっくりすると思います。でも、心臓リハビリテーションによって回復していくことがうれしく、楽しくなってきます。その思いを忘れずに、生活習慣を改善していきましょう。

104 帰宅後は、手で重いものを持ってもよい？

　管が入っていたほうの手で重いものを持つのは、1週間ほど避けたほうがよいと思います。重いものをもって圧がかかることで、創部離開や再出血などが起こり痛みが生じる可能性があります。施設によって異なりますが、看護師に聞いてみましょう。

まずは自施設の決まりを確認してから、患者さんのギモンに答えましょう！

再狭窄を減少させる患者指導のポイント

- 指導した内容の理解度を確認します。
- 患者・家族とともに、短期間の目標を設定します。
- 指導は計画的に短時間で行えるように、パンフレットを活用しましょう。
- 医療用語は使用せず、わかりやすい言葉で説明します。
- 生活背景を踏まえて、習慣化できるように患者さんと一緒に過ごし方を決めましょう。
- 看護相談室、地域連携室、地域医療室なども利用して、退院後も患者指導を継続できるようにします。
- 患者さんだけではなく、家族の生活習慣が改善することも目指して、全員が幸せになれるように配慮しましょう。

ひとカテメッセージ 患者・家族にケアの理由を説明するときに、自分自身が理由をよく理解していなくてうまくいかなかったことがあると思います。ただ、理由を知らなかったことは恥ずかしいことではありませんし、疑問に思うのは大切なことです。疑問に思ったことは、優しい医師に聞いて教えてもらいましょう。昔はカテの専門書もなく、必死で医師やメディカルスタッフに聞いて勉強していました。こんなにすてきな本ができてお役に立てるなんて、うれしいかぎりです！

（大竹陸希光）

索引